15-MINUTEN-FITNESS OHNE GERÄTE

HANNAH FÜHLER

15-MINUTEN-FITNESS OHNE GERÄTE

Bassermann

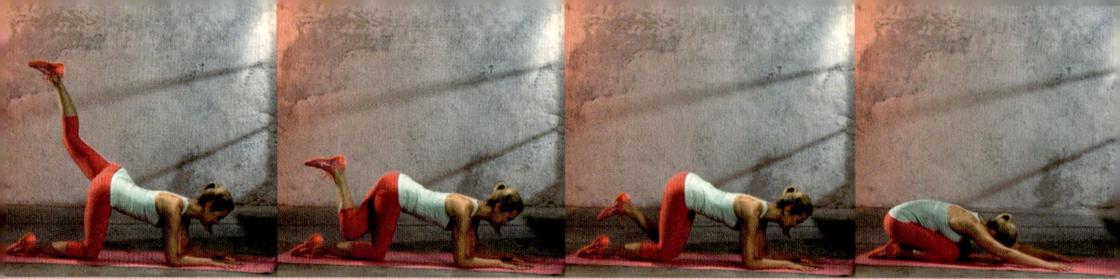

Impressum

ISBN 978-3-8094-3638-6

2. Auflage 2018

Genehmigte Ausgabe 2017 by Bassermann Verlag, einem Unternehmen der Verlagsgruppe Random House GmbH, Neumarkter Straße 28, 81673 München

Umschlaggestaltung: Atelier Versen, Bad Aibling
Fotos: Seite 4, 6, 9, 10–13, 14, 17, 19, 27, 28, 29–33: © shutterstock.com; alle übrigen Fotos © by Sascha Wuillemet, NME-Media
Layout, DTP und Realisation: Sascha Wuillemet, NME-Media
Projektleitung für diese Ausgabe: Herta Winkler
Redaktion: Christine el-Trabulsi, NME-Media
Lektorat: Constanze Pabst, Garmisch-Partenkirchen
Herstellung für diese Ausgabe: Reinhard Soll

Die Ratschläge und Informationen in diesem Buch und der DVD sind von Autorin und Verlag sorgfältig erwogen und geprüft, dennoch kann eine Garantie nicht übernommen werden. Eine Haftung der Autorin bzw. des Verlags und seiner Beauftragten für Personen-, Sach- und Vermögensschäden ist ausgeschlossen.

Warnhinweis: Sollten sich während des Trainings Schmerzen oder Beschwerden einstellen, ist es unbedingt ratsam, die Übung abzubrechen und den Rat eines professionellen Trainers, Therapeuten oder Arztes einzuholen.

Das Training sollte immer schmerzfrei durchgeführt werden. Die eigenen Grenzen und eventuellen Einschränkungen sind unbedingt zu beachten.

Bitte üben Sie nicht ohne therapeutische Anleitung oder ohne ärztlichen Rat, wenn bereits gesundheitliche Beschwerden bestehen.

Druck und Bindung: Alcione, Lavis

Printed in Italy

MIX
Papier aus verantwortungsvollen Quellen
FSC® C021956
www.fsc.org

Verlagsgruppe Random House
FSC® N001967

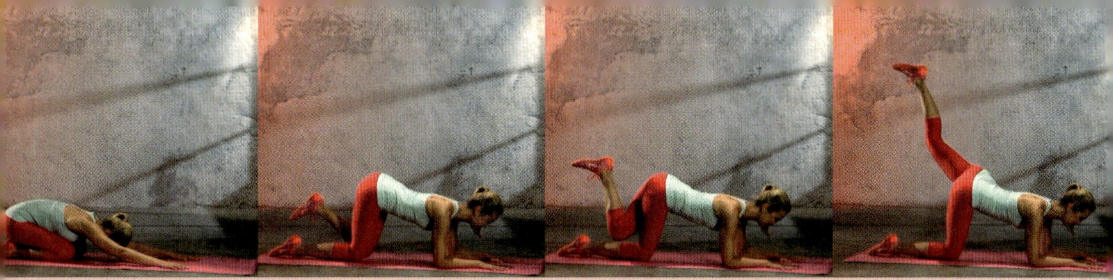

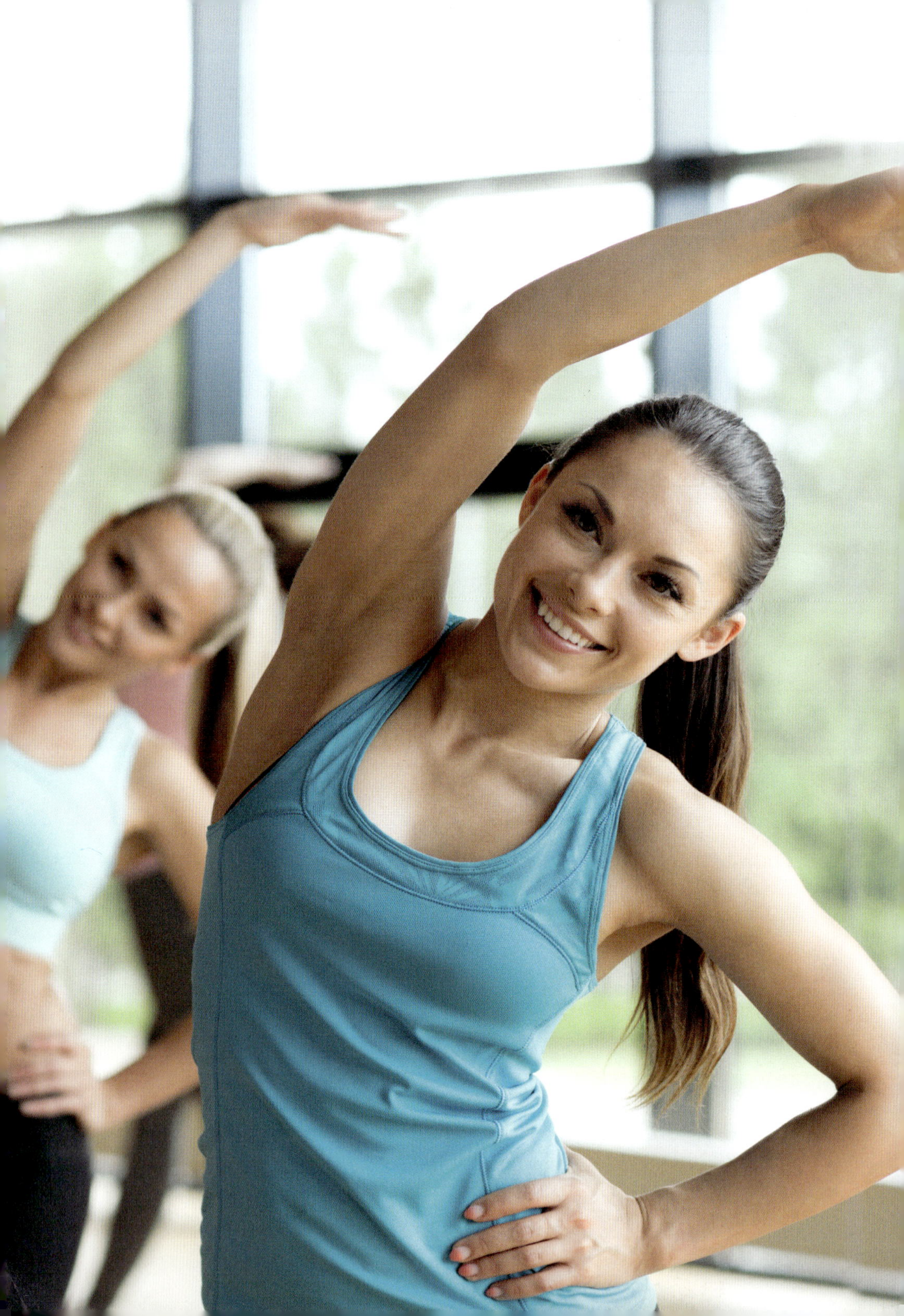

15-MINUTEN-FITNESS OHNE GERÄTE

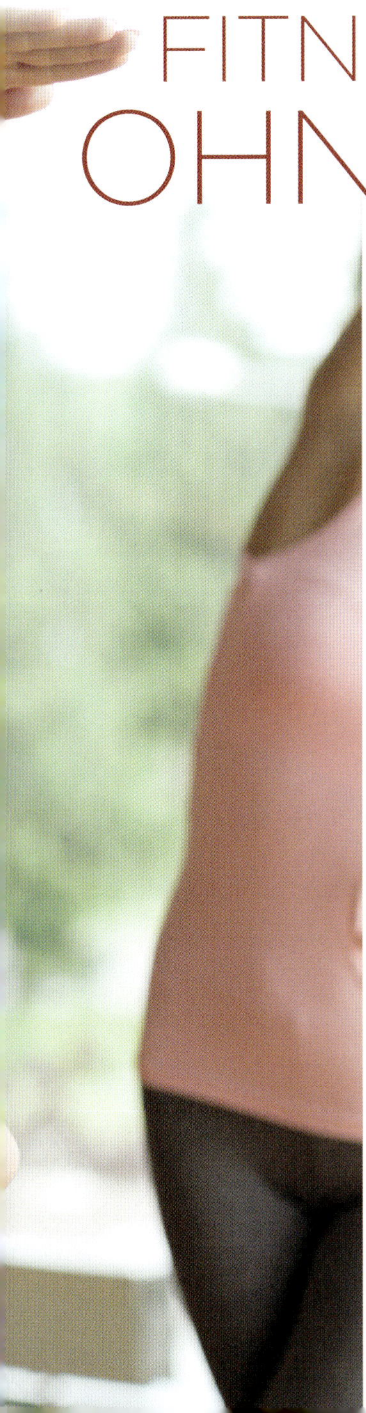

Wir können es überall nachlesen: Männer können nicht zuhören, haben im Haushalt zwei linke Hände und weinen nicht. Frauen können nicht einparken, verstehen nichts von Technik und sind alle ohne Ausnahme multitasking-fähig. Die Liste der Stereotype lässt sich natürlich beliebig fortführen und ist mehrheitlich vermutlich völliger Unsinn. Wenn überhaupt, dann treffen aus weiblicher Sicht allenfalls die Vorurteile über Männer zu. Klar, oder? *Eine* Tatsache aber ist unumstößlich: Männer und Frauen sind nicht gleich. Das zu bestätigen werden Wissenschaftler nicht müde, aber im Grunde genügen da natürlich auch die eigene Erfahrung und ein Blick in den Spiegel. Und wenn Männer und Frauen anatomisch so verschieden sind, ist es natürlich auch nicht von der Hand zu weisen, dass Frauen anders trainieren sollten als Männer. Abgesehen von den unterschiedlichen körperlichen Gegebenheiten verfolgen die meisten Frauen obendrein andere Ziele, wollen häufig Figurproblemen zu Leibe rücken oder selbige vermeiden. Sie wollen etwas für die Gesundheit tun, beispielsweise einer Osteoporose vorbeugen, von der Frauen viel öfter betroffen sind als Männer, oder einfach fit und beweglich bleiben. Bei Männern stehen hingegen Kraft, sportlicher Ehrgeiz oder das berühmte Sixpack im Vordergrund, womit wir natürlich schon wieder bei den Vorurteilen angekommen wären.

Um diesen Unterschieden Rechnung zu tragen, haben wir das vorliegende Fitnessprogramm entwickelt. Extra für Frauen und mit typisch weiblichen Zielsetzungen: Schlankheit, Kondition und Beweglichkeit. Aber zumindest *eine* Übereinstimmung gibt es dann doch: sowohl für Männer als auch für Frauen ist das Trainieren ohne Geräte voll im Trend. Der Vorteil dabei: man kann es überall tun! Egal ob zuhause oder unterwegs, drinnen oder draußen, Sie benötigen weder spezielle Geräte noch eine Mitgliedschaft im Fitnessstudio, denn das Einzige, womit Sie trainieren werden, tragen Sie ohnehin ständig bei sich: Ihr eigenes Gewicht. Auch der Zeitaufwand ist überschaubar: Mit nur 15 Minuten am Tag können Sie bereits viel erreichen – und so ein Viertelstündchen kann schließlich jeder irgendwo »abzwacken«. Lediglich für die Motivation könnten Sie eventuell Unterstützung brauchen, denn es ist gar nicht so einfach, sich zu regelmäßigem Training aufzuraffen, wenn

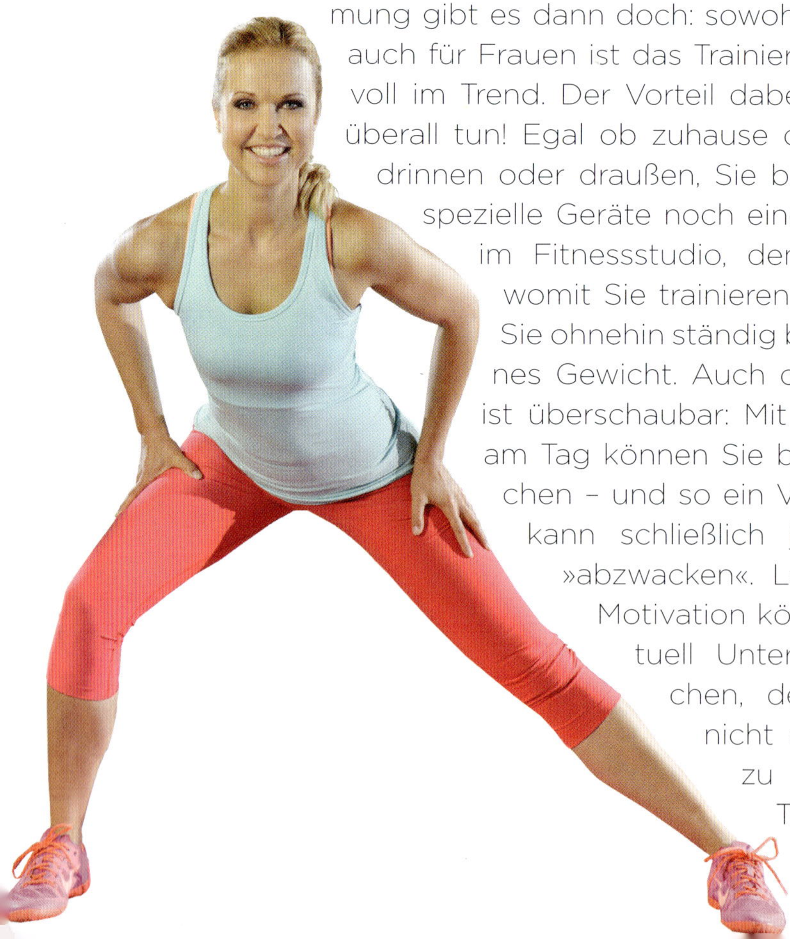

Mit nur 15 Minuten Training pro Tag können Sie bereits viel erreichen.

es bislang nicht zu Ihren Gewohnheiten gehört hat. Die Lösung: ein *Personal Trainer*. »Schon klar«, mögen Sie jetzt vielleicht denken, »den kann ich mir nur nicht leisten.« Aber keine Sorge, daran haben wir ebenfalls gedacht und deshalb Hannah Fühler gebeten, diese Rolle für Sie zu übernehmen. Macht sie, hat sie gesagt, und das Ergebnis halten Sie gerade in den Händen: Ihren Personal Trainer in Buchform. Hannah ist eine erfahrene Fitnesstrainerin, arbeitet als Life Coach und gibt zahlreiche Kurse im Bereich Fitness und Gesundheitsprävention. In der gleichen Reihe sind bereits mehrere Bände von ihr erschienen. Für den vorliegenden Band hat sie effektive 15-Minuten-Workouts konzipiert, mit deren Hilfe Frauen ohne irgendwelche Geräte, dafür aber mit viel Spaß und garantiertem Erfolg etwas für ihre Gesundheit und – quasi nebenbei – natürlich auch für die schlanke Linie tun können. Dazu kommen Tipps und Informationen, wie man es schafft, den Wunsch nach regelmäßigem Training zur Gewohnheit werden zu lassen, denn nur dadurch werden Sie auch den gewünschten Erfolg erzielen. Außerdem erhalten Sie einen hilfreichen Überblick über das Muskel- und Skelettsystem, der zeigt, warum Frauen aus anatomischer Sicht anders trainieren sollen als Männer. Im praktischen Teil schließlich werden alle Übungen, die Sie auf der DVD finden, noch einmal ausführlich erklärt. Lassen Sie sich also einladen von Ihrer Personal Trainerin und werden Sie fit – ohne Geräte und mit nur 15 Minuten täglichem Training.

1. Nur mit dem eigenen Körpergewicht trainieren – Tipps und Theorie

Auch wenn Sie keine Geräte für diese effektiven Workouts benötigen, so ganz ohne Theorie geht es nicht. Ein paar Hinweise zu den Voraussetzungen, die gegeben sein sollten, sowie ein Abriss über wissenschaftliche Erkenntnisse aus der Hirnforschung zum Thema *neue Gewohnheiten etablieren* und schließlich ein Überblick über den Skelett- und Muskelapparat sollen Ihnen helfen, die idealen Bedingungen für ein erfolgreiches Training zu schaffen. Denn wie überall im Leben ist alles mit allem verbunden und nur wer das Wissen mitbringt, wie er zu seinem Ziel kommen kann, und wer die notwendige Willenskraft dazu besitzt, wird es am Ende auch tatsächlich erreichen.

▶ 1.1 Vor dem Training: Fragen Sie Ihren Arzt

»Aus der Erfahrung heraus, dass die meisten Menschen im Training zunächst nur 40-50% ihrer tatsächlichen Möglichkeiten leisten, gehe ich in der praktischen Arbeit mit meinen Klienten immer bis an die vermeintliche Grenze und dann einen kleinen Schritt darüber hinaus. Nur so führt das Training auch zum Ziel und zeigt sichtbare Erfolge, die als Motivation zu einer nachhaltigen Veränderung so wichtig sind. Deshalb sind sämtliche Übungen fordernd, aber nicht überfordernd«, sagt Han-

nah und empfiehlt: *»Fangen Sie langsam an, überfordern Sie sich nicht. Sie erreichen weitaus mehr, wenn Sie die Trainingseinheiten langsam steigern und über einen langen Zeitraum durchhalten. Das ist nicht nur gesünder, sondern erhält Ihnen auch den Spaß daran. Und Spaß an der Sache ist die wichtigste Voraussetzung, um langfristig dabei zu bleiben. So lange, bis es schließlich zur lieb gewonnenen Gewohnheit geworden ist, auf die Sie nicht mehr verzichten möchten.«*

Die meisten geben im Training nur 40-50% ihrer Möglichkeiten.

Bitte beachten Sie aber: Ob Rückenschmerzen, Probleme mit den Gelenken oder dem Herzen, Bluthochdruck, Diabetes, starkes Übergewicht oder sonst irgendeine Einschränkung – wer gesundheitliche Probleme hat, sollte unbedingt mit einem Arzt abklären, was zu beachten ist, bevor er mit dem Training beginnt.

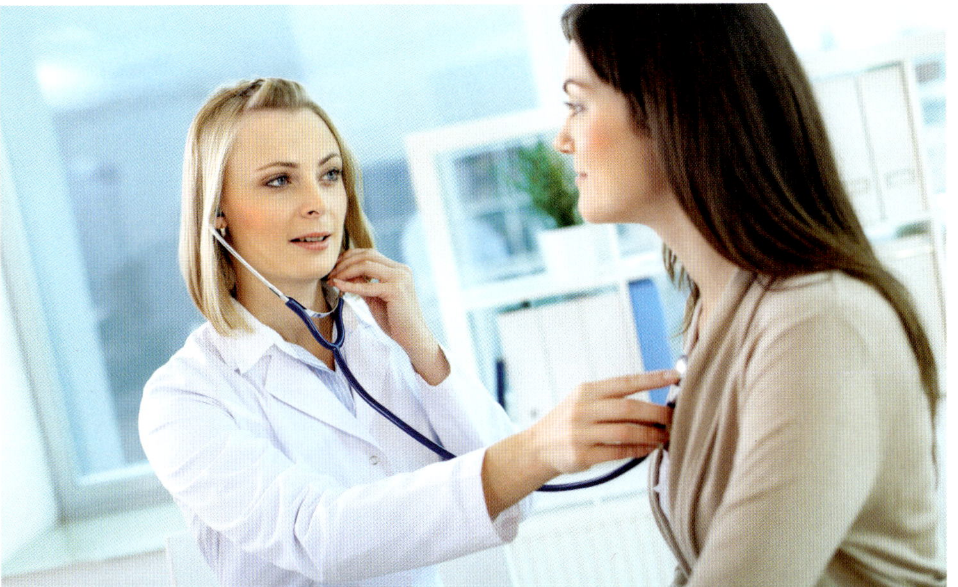

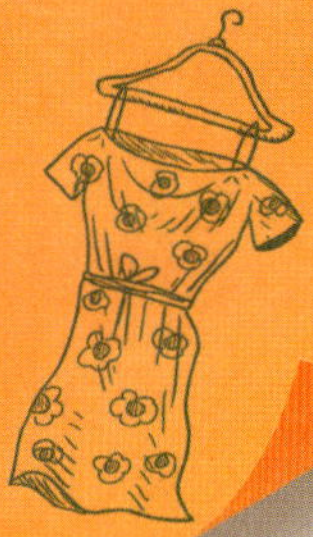

▶ 1.2 Tipps zum Durchhalten

Vielleicht kennen Sie das: Man nimmt sich ganz fest vor, mit einem regelmäßigen Training etwas für die Gesundheit oder auch für die Figur zu tun. Voller Begeisterung legt man los, einen Tag, zwei Tage, drei Tage ... und dann? Trotz anfänglicher Euphorie droht meist nach kurzer Zeit ein Motivationstief. Der Muskelkater schmerzt, das Bett ist morgens so schön warm und gemütlich und abends das Fernsehprogramm viel zu verlockend oder man ist am Ende eines langen Arbeitstages ganz einfach zu müde, um sich zum Training aufzuraffen. Durchhalten ist verdammt schwer!

Aber glauben Sie uns eines: Wenn Sie sich erst einmal überwunden haben, werden Sie sich ganz bestimmt richtig gut fühlen. Nicht nur körperlich, denn neben den Muskeln stärken Sie so auch Ihr Selbstbewusstsein, und wenn Sie sich nach einiger Zeit wieder fit und kraftvoll fühlen, wissen Sie: Es hat sich gelohnt!

Um die Motivation zu erhalten und das Durchhaltevermögen zu stärken, verrät Hannah Ihnen hier ein paar einfache Tricks, die sie auch selbst anwendet:

▶ 1. Tipp:

Setzen Sie sich **konkrete Ziele**. Wählen Sie Ihre Ziele realistisch. Solche, die unmöglich zu erreichen sind, wirken eher demotivierend. Über Nacht fit für einen Halbmarathon zu werden, ist völlig utopisch, wenn man sich über einen längeren Zeitraum kaum sportlich betätigt hat. Es ist aber keinesfalls utopisch, ein halbes Jahr lang mindestens drei Mal pro Woche die 15-Minuten-Programme zu trainieren. Am besten, Sie setzen sich ein Ziel und teilen die Etappen dahin in kleine Zwischenziele auf. Wenn Sie sich beispielsweise vornehmen, innerhalb von drei Monaten so fit zu werden, dass Sie es schaffen, dreißig Minuten am Stück zu joggen, könnte es ein erstes Ziel sein, drei Mal pro Woche das Trainingsprogramm der beiliegenden DVD zu trainieren, dazu an zwei weiteren Tagen ein leichtes Lauftraining zu absolvieren und grundsätzlich keinen Fahrstuhl mehr zu benutzen, sondern die Treppen hoch zu laufen. Am besten ist es, wenn Sie die Häufigkeit der wöchentlichen Trainingseinheiten so steigern, dass Sie es schaffen, nach vier bis sechs Wochen die 15-Minuten-Workouts täglich in Ihren Tagesablauf einzuplanen.

▶ 2. Tipp:

Visualisieren Sie Ihre Ziele mit **Visionsbildern**. Sie wollen die Treppen in die dritte Etage hochlaufen können ohne aus der Puste zu geraten? Oder Sie liebäugeln mit einem schicken Cocktailkleid, das Sie unbedingt eine Kleidergröße kleiner kaufen möchten? Der Arzt hat Sie beim letzten Termin ermahnt, ein paar Kilo abzunehmen? Oder Sie wollen sich einfach wieder wohler in Ihrer Haut fühlen? Suchen Sie sich ein Symbol, das Ihr **Ziel** repräsentiert. Dabei ist es egal, ob Sie mit Bildern, Sprüchen oder Zeichen arbeiten. Nur sorgen Sie dafür, dass Sie immer wieder daran erinnert werden. Heften Sie Post-its an Kühlschrank, Spiegel, Nachttischlampe und Einkaufskorb. Machen Sie Fotos, schneiden Sie Bilder aus Illustrierten oder Katalogen aus und kleben Sie sie überall dorthin, wo Sie sie immer wieder sehen.

▶ 3. Tipp:

Machen Sie **feste Termine mit sich selbst**. Die Workouts sind kurz und es müsste leicht möglich sein, sie jeden Tag trotz vollem Terminkalender einzuplanen. Damit Sie sie aber auch wirklich einhalten, sollten Sie diese Termine wie alle anderen Verabredungen behandeln. Am besten, Sie blockieren sich diese Viertelstunde täglich im Kalender. So kann Ihnen nichts dazwischenkommen, denn schließlich verabreden Sie sich mit dem wichtigsten Menschen in Ihrem Leben: mit sich selbst.

▶ 4. Tipp:

Ganz wichtig sind **Belohnungen**. Wenn Sie eines Ihrer Zwischenziele erreicht haben, gönnen Sie sich etwas, worüber Sie sich freuen. Sie haben drei Monate lang regelmäßig mit der DVD trainiert? Wie wäre es mit einem Verwöhntag im Wellnesscenter? Oder einem Yogawochenende in einem Romantikhotel?

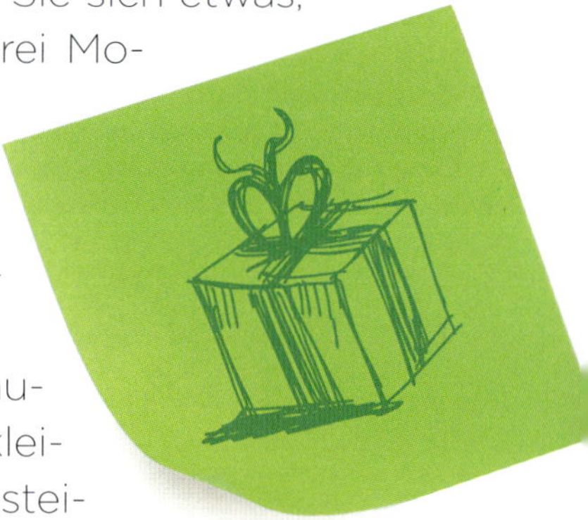

Diese kleinen Belohnungen sind äußerst wichtig. Sie können sogar noch kleinere Zwischenschritte belohnen, das steigert die Wirkung!

Machen Sie sich einen **Trainingsplan** (ein Muster finden Sie auf Seite 77) und haken Sie jede absolvierte Trainingseinheit ab. Nach zehn Haken gibt es eine Belohnung. Vielleicht eine Massage oder einen Saunabesuch. Dass die Selbstbelohnung adäquat zum erreichten Zwischenziel sein sollte, ist dabei natürlich Voraussetzung. Optimal ist es, wenn die Art der Belohnung zum Thema passt. Ein Besuch im »All-you-can-eat«-Restaurant ist also eher ungeeignet. Achten Sie darauf, die Abstände zwischen den Belohnungen zu vergrößern und diese in der Art zu variieren. Dahinter steckt die Erkenntnis, dass Belohnungen sonst zur Gewohnheit werden und ihre Wirksamkeit verlieren.

▶ 5. Tipp:

Tun Sie sich mit einer Freundin, Nachbarin, dem Partner oder der Arbeitskollegin zusammen und verabreden Sie sich zum gemeinsamen Training. **Mitstreiter** mit möglichst ähnlichen Zielen sind eine ganz großartige Motivationshilfe. So flüchtet man sich nicht in Ausreden und kann sich obendrein gegenseitig unterstützen. Gerade wenn Sie eine Phase haben, in denen es Ihnen besonders schwer fällt sich aufzuraffen, sind Gleichgesinnte eine große Hilfe. Dass das Training in Gesellschaft meistens auch mehr Spaß macht, kommt dazu.

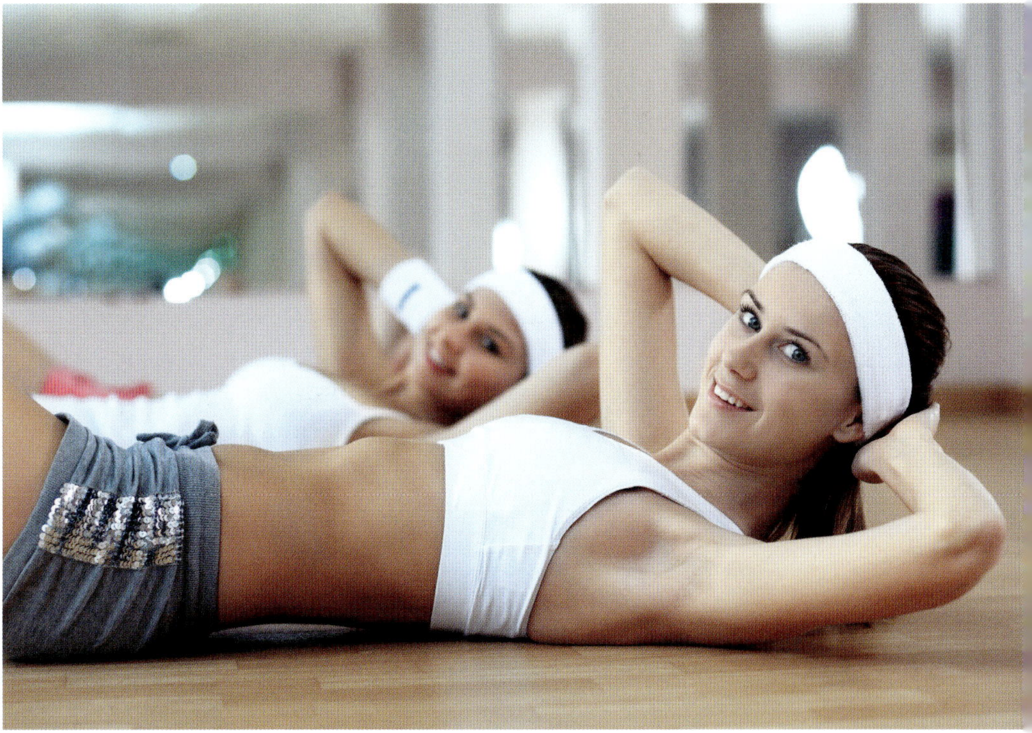

▶ 1.3 Regelmäßigkeit ist aller Fitness Anfang – über die Macht der Gewohnheiten

Wohl kaum etwas fällt uns so schwer, wie Gewohnheiten zu ändern. Viele unserer Handlungen laufen automatisch ab, wir denken gar nicht mehr darüber nach. Diesen Autopiloten in uns abzuschalten ist richtig mühsam, und neue Gewohnheiten zu etablieren ein schweres Stück Arbeit. Morgens eine halbe Stunde früher aufzustehen, um das Fitnessprogramm zu absolvieren, wenn es doch noch so warm und gemütlich im Bett ist oder man dafür auf etwas Schlaf verzichten muss, ist hart. Sich abends noch einmal die Sportschuhe anzuziehen, wenn man müde und abgekämpft auf die Couch sinken möchte, bedarf einiger Überwindung. Und das Fitnessprogramm so lange durchzuhalten, bis es seinerseits selbst zur Gewohnheit geworden ist, verlangt Disziplin und einen festen Willen. Möglich aber ist es. In der Hirnforschung ist der Mechanismus der Gewohnheiten inzwischen recht gut erforscht.

Zunächst haben Gewohnheiten natürlich einen evolutionären Sinn. Alles, was wir gewohnheitsmäßig tun, erfordert kaum Denkleistung, spart folglich Energie und wir können unsere Gedanken wichtigeren Aufgaben zuwenden. Gewohnheiten verhindern also, dass wir uns in Nebensächlichkeiten verzetteln und ersparen uns, permanent die gleichen Entscheidungen treffen zu müssen. So hat das Gehirn Ressourcen für wesentlichere Dinge frei.

Gerhard Roth, Psychologe und Hirnforscher, erklärt den Wirkmechanismus von Gewohnheiten so: Gewohnheitsmäßige Handlungen werden mit ei-

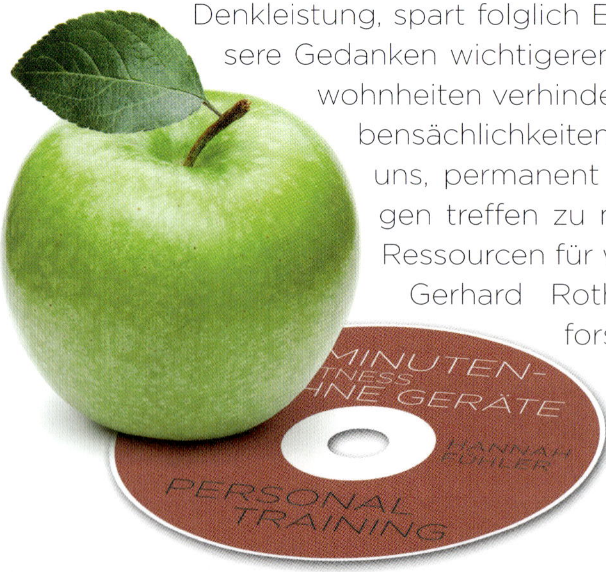

nem Auslöserreiz verknüpft und in einem bestimmten Bereich des Gehirns abgespeichert, den sogenannten Basalganglien. Wann immer man diesem Auslöserreiz ausgesetzt wird, läuft die abgespeicherte Handlung ganz automatisch ab und das limbische System schüttet – quasi als Belohnung – Opioide, das sind Glücksbotenstoffe, aus. Um diesen angenehmen Zustand möglichst oft zu erleben, strebt man nach Wiederholungen und jede Wiederholung verfestigt ihrerseits die Gewohnheit.

Dummerweise ist dieser Bereich im Gehirn aber nicht in der Lage, die Gewohnheit zu bewerten, kann also zwischen *guten* und *schlechten* Angewohnheiten nicht unterscheiden. Obendrein haben wir keinen bewussten Zugriff auf diese Prozesse. Trotzdem ist es möglich, unser Gehirn zu überlisten. Wie? Durch *Überschreiben*. Schlechte Gewohnheiten mit neuen, *guten* und *nützlichen* überschreiben. Klingt mühsam und ist es auch ein wenig, weswegen viele daran scheitern. Wenn man aber einmal den Prozess verstanden hat, fällt es leichter, an der richtigen Stelle einzugreifen, und es gelingt eher, neue, gewünschte Gewohnheiten zu etablieren. Etwas Geduld muss man aber mitbringen.

Es ist möglich, unser Gehirn zu »überlisten«.

Und wie funktioniert das nun genau?

Dazu muss man zunächst die alte, *schlechte* Gewohnheit identifizieren. Nehmen wir folgendes Beispiel: Abends machen Sie es sich gerne auf dem Sofa gemütlich: ein gutes Buch, ein spannender Krimi, der romantische Film – dazu ein gutes Gläschen Wein und ein Stückchen Schokolade. Man gönnt sich ja sonst nichts. Das klingt nach angenehmem Ritual, ist aber eben eine unerwünschte Gewohnheit. Auslöser ist dabei die Couch, eventuell auch der Fernsehapparat. Beginnen Sie zunächst damit, sich dieser Gewohnheit bewusst zu werden. *Ich setze mich auf die Couch … Schwupps: ich bekomme Appetit auf mein Gläschen Wein und die Schokolade.* Wann immer Sie sich dessen bewusst werden, führen Sie eine neue Handlung aus, z. B. eine bestimmte Handbewegung, oder machen Sie einen Strich auf einem Notizzettel oder was immer Ihnen einfällt. Sinn der Übung ist, sich des Automatismus dieser Gewohnheit bewusst zu werden und herauszufinden, was diese automatische Handlung in Gang setzt. So kommen Sie sich nach einiger Zeit auf die Schliche. Dann überlegen Sie, was für ein Bedürfnis Sie damit stillen. Warum tun Sie das? Was würden Sie vermissen, wenn Sie das nicht mehr tun würden? In einem nächsten Schritt müssen Sie eine neue Gewohnheit finden, die diese Bedürfnisse möglichst genauso gut stillt. Wie wäre es mit einer Tasse Kräutertee statt dem Gläschen Wein oder einem Apfel statt der Schokolade? Der Fitness-DVD vor dem Krimi oder einem Spaziergang vor dem Griff zum Buch? Sobald Sie adäquaten Ersatz gefunden haben, müssen Sie nur noch darauf achten, wann sich Ihr Autopilot wieder einschaltet und die entsprechende Ersatzhandlung ausführen. Nach und nach überschreibt man so alte Gewohnheiten und ersetzt sie durch neue, wünschenswertere.

Wer sich fit hält strahlt mehr Lebensfreude aus.

▶ 1.4 Warum man auch ohne Fitnessgeräte trainieren kann

Ein ganz großer Vorteil dieses Trainingsprogramms ist, dass durch den Einsatz des Eigengewichts als »Trainingsgerät« der gesamte Körper trainiert und gestärkt wird. Damit trainieren Sie mit dem einfachsten, günstigsten und besten aller »Geräte«: Ihrem eigenen Körper. Alle natürlichen Bewegungsabläufe kommen hierbei gezielt zum Einsatz: Tragen, Stützen, Halten, Drücken, Ziehen ... und zwar in komplexen Bewegungsabläufen, dank denen Sie ganze Muskelketten und auch die tiefliegenden Muskeln stärken. Eine besondere Bedeutung kommt diesem Training im Alltag zu: Durch die natürlichen Bewegungsabläufe, auf denen das Training basiert, sind Sie auch im alltäglichen Leben vor Verletzungen, zum Beispiel beim Heben schwerer Gegenstände, besser geschützt. Gleichzeitig fördern Sie Ihre körperliche Leistungsfähigkeit und Kraft, Sie bleiben beweglich und agil, das Knochengewebe wird langfristig dichter, die Koordination geschult und ganz allgemein die Körperhaltung und -wahrnehmung verbessert.

▶ 1.5 Was man trotzdem braucht

Spezielle Trainingsgeräte benötigen Sie nicht. Lockere Kleidung, eventuell eine Fitnessmatte und ein paar rutschfeste Sportschuhe reichen vollkommen aus.

Denken Sie daran, ausreichend zu trinken. Wer sich sportlich betätigt und dabei ins Schwitzen gerät, sollte den Flüssigkeitsverlust wieder ausgleichen. Am besten ist Mineralwasser ohne Kohlensäure. Natürlich eignen sich auch andere Getränke wie Kräutertees oder Saftschorlen. Dass Kaffee, zuckerhaltige Softdrinks oder Säfte und natürlich alles Alkoholhaltige nicht geeignet sind, versteht sich von selbst. Stellen Sie also eine Flasche Wasser bereit und trinken Sie vor und nach den Trainingseinheiten.

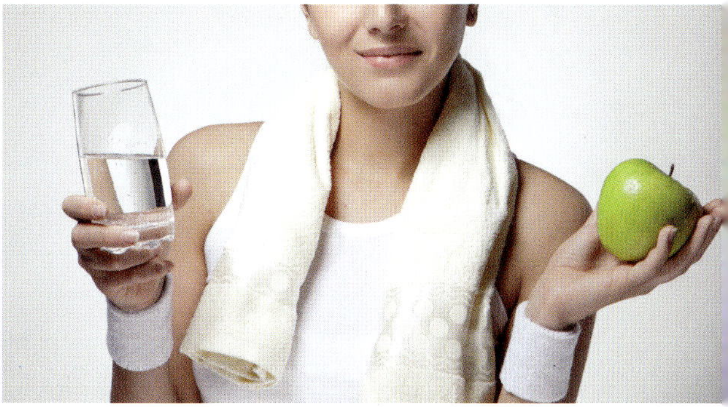

▶ 1.6 Skelett und Muskelapparat – ein bisschen Anatomie

Bevor es aber nun richtig losgeht, wollen wir uns noch ein wenig mit Anatomie beschäftigen. Wenn Sie den groben Aufbau der einzelnen Muskelgruppen kennen, verstehen Sie leichter, wozu die jeweiligen Übungen gut sind, und können Verletzungen durch falsches Trainieren vermeiden. Da das Training in diesem Buch speziell auf die Bedürfnisse von Frauen abgestimmt ist, soll noch eine Bemerkung zu den entsprechenden Besonderheiten angefügt werden:

Frauen wünschen sich oft Übungen für spezielle »Problemzonen« oder haben Angst, durch regelmäßiges Krafttraining zu breit zu werden oder zu viel Muskelmasse aufzubauen. Zu diesen Befürchtungen besteht allerdings kaum Grund. Der weibliche Körper hat generell einen höheren Anteil an Fettzellen als der männliche. Das ist genetisch bedingt und von der Natur sinnvoll so eingerichtet. Da unsere Vorfahren in der Steinzeit ihr Überleben durch Arbeitsteilung sichern mussten, waren die Männer für die Jagd und die Frauen für die Versorgung der Kinder zuständig. Für die Jagd benötigten die Männer mehr Muskelmasse, wofür das Hormon Testosteron notwendig ist, während Frauen mehr Fettreserven für Schwangerschaften und zum Stillen der Neugeborenen brauchten, was durch das Hormon Östrogen gesteuert wird. Aufgrund dieser genetischen Unterschiede im Hormonhaushalt ist es für Frauen schlicht kaum möglich, »Muskelberge« aufzubauen. Andererseits sind gerade Muskeln sogenannte »Fettfresser«, also eine Grundvoraussetzung, um ungeliebten Fettpölsterchen den Garaus zu machen. Das intensive 15-Minuten-Training, das sich das Eigengewicht zunutze macht, ist deshalb ideal für Frauen, die ihre Figur formen und an den bekannten »Problemzonen« Bauch, Beine und Po arbeiten möchten. Es ist erwiesen, dass gerade dabei ein regelmäßiges Krafttraining hilft, wie Sie es auf der beiliegenden DVD finden. Und keine Angst: Sie werden Fettpölsterchen zuverlässig ab- und dafür Muskelmasse aufbauen, aber keinesfalls unschöne, maskuline Muskelberge. Ein gesundes Maß an Muskeln ist schließlich erwünscht, denn wer dafür sorgt, dass seine Muskeln kräftig und gut trainiert sind, kann sich aufrecht halten, seinen Rücken damit entlasten und Haltungsschäden vorbeugen. Obendrein befindet man sich in einem idealen Fettverbrennungsmodus, so dass »Rettungsringe« um den Bauch herum gar nicht erst entstehen können.

Was Sie dazu benötigen, sind etwas Ausdauer, Disziplin und eine gesunde Lebensweise. Und natürlich das Wissen, wie Sie durch das Krafttraining Ihre Muskelkraft optimieren. Mit den Übungen auf der beiliegenden DVD trainieren Sie alle großen Muskelgruppen:

Das sind vor allem die Brust-, Bauch- und Rückenmuskeln, aber natürlich auch die wichtigsten Arm- und Beinmuskeln.

Die Bauchmuskeln lassen sich in die oberflächliche und die tiefe Bauchmuskulatur unterteilen, wobei die oberflächliche an der Rumpfwand vor der Bauchhöhle liegt, während die tiefe an der Wirbelsäule lokalisiert ist. Natürlich sind viele Muskeln an den einzelnen Bewegungen beteiligt, sie jedoch in ihrem Verlauf und ihrer Funktion vollständig zu benennen, würde den Rahmen dieses Buches sprengen. Beschränken wir uns also hier nur auf die (mehr oder weniger) sichtbaren oberflächlichen Muskelgruppen, die auf den Zeichnungen auf Seite 20 gut zu erkennen sind.

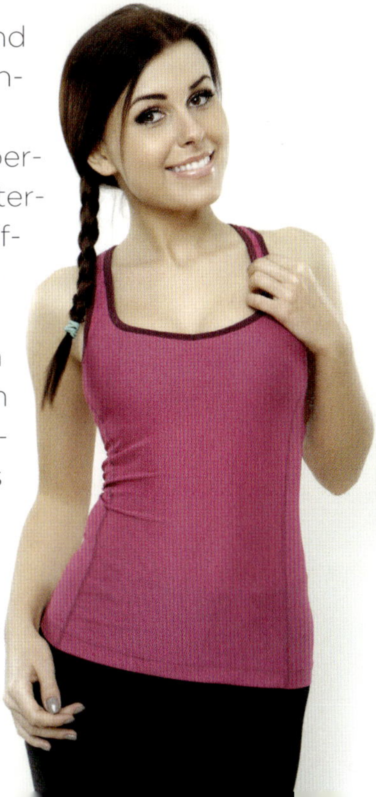

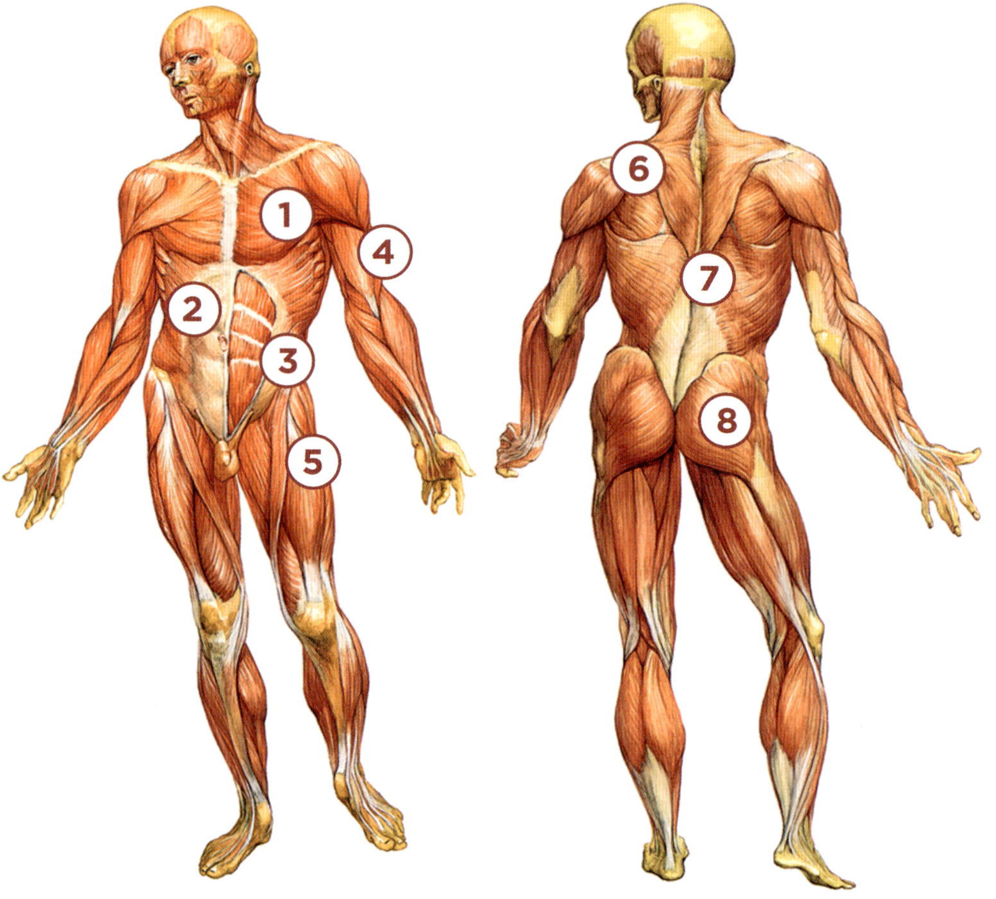

Im Einzelnen sind das:

▸ **1. Der große Brustmuskel**, *(m. pectoralis major)*, der den vorderen Rippenbereich bedeckt. Seine Funktion ist es, den Arm zum Körper zu ziehen, ihn nach innen zu rotieren und nach vorne zu strecken. Zusätzlich ist er ein *Atemhilfsmuskel*, dient also zur Erweiterung des Brustkorbs.

▸ **2. Der gerade Bauchmuskel**, *(m. rectus abdominis)*, der zu beiden Seiten der Mediallinie (das ist die Linie, die den Körper in eine gedachte rechte und linke Hälfte teilt) des Bauches, der *linea alba*, verläuft und 3 bis 4 sehnige Querleisten, die sogenannten *Schaltsehnen des geraden Bauchmuskels* aufweist. Er beginnt unterhalb des Brustbeins und der 5. bis 7. Rippe und endet am Schambein. Er ist für die Beugung der Wirbelsäule verantwortlich, also für das Aufrichten des Oberkörpers aus der Rückenlage, das Vorwärtsbeugen aus dem Sitz oder dem Stand oder auch das Anheben des vorderen Beckenrands. Gut trainiert und ohne Fettgewebe, bildet er das sogenannte „Sixpack".

▸ **3. – Die seitliche Bauchmuskulatur**, *(m. obliquus externus abdominis)*: sie verläuft schräg von den Außenflächen der 5. - 12. Rippe bis zu der bereits erwähnten *linea alba* bzw. der großen Sehnenhülle, die den geraden Bauchmuskel umgibt, und bis zum Darmbein. Die Aufgabe dieses größten Bauchmuskels ist die Drehung des Oberkörpers zur Gegenseite und die Neigung des Rumpfes zur selben Seite. Zusätzlich wirkt er bei der Aufrichtung des Oberkörpers ebenso mit wie beim Anheben des vorderen Beckenrands und beim Ausatmen.

▸ **4. – Die Unter- und Oberarmmuskulatur**, mit den Hauptmuskeln: **Oberarmmuskeln**, *(m. biceps brachii und m. triceps brachii)*, **runder Einwärtsdreher**, *(m. brachioradialis)*, **Handstrecker und -beuger**, *(m. extensor carpi radialis / ulnaris, m. flexor carpi radialis / ulnaris)* und **Deltamuskel**, *(m. deltoideus)*, deren Zuständigkeit natürlich sämtliche Bewegungen des Armes sind.

▸ **5. – Die Oberschenkelmuskulatur**, bestehend aus dem **langen Anzieher**, *(m. adductor longus)*, dem **zwei- und vierköpfigen Oberschenkelmuskel**, *(m. biceps femoris, m. quadriceps femoris)*, und die **Schienbeinmuskulatur** mit dem langen und kurzen Wadenbein *(m. peroneus s. fibularis longus bzw. brevis)*, dem **Schollenmuskel**, *(m. solleus)*, dem **inneren Wadenmuskel**, *(m. gastrocnemius)* und dem vorderen Schienbeinmuskel, *(m. tibialis anterior)*, dank denen wir unsere Beine bewegen und unseren Rumpf tragen können.

Ebenso wichtig wie die Brust- und Bauchmuskulatur zu trainieren, ist es natürlich, die Rückenmuskulatur zu stärken, von der hier ebenfalls nur die wesentlichen oberflächlichen Muskeln genannt werden sollen:

▸ **6. – Der dreigeteilte Trapez- oder Kappenmuskel**, *(m. trapezius)*, der im Bereich des Nackens und des oberen Rückens liegt und vorrangig die Schultern anhebt und die Schulterblätter nach unten zieht und zusammenführt.

▸ **7. – Der breite Rückenmuskel**, *(m. latissimus dorsi)*. Er verläuft von den unteren Brustmuskeln, den Lendenwirbeln, dem Kreuzbein, dem Lendenkamm und den unteren Rippen zum Oberarm. Neben der Stabilisierung der Wirbelsäule dient er zum Heranziehen des Arms an den Körper, zu seiner Rückführung auf den Rücken und zur Seitwärtsneigung des Rumpfes.

▸ **9. – Der große Gesäßmuskel**, *(m. glutens maximus)*, der als größter und kräftigster Muskel beim Menschen nicht nur für den aufrechten Gang unerlässlich ist, sondern auch für sämtliche Bewegungen des Oberschenkels.Aus der Beschreibung der Muskeln ergeben sich zwangsläufig die entsprechenden Übungen, die den jeweiligen Muskel bzw. die Muskelgruppe trainieren und stärken.
Da Bauch- und Rückenmuskeln bei allen Seitwärts- und Drehbewegungen des Körpers zusammenarbeiten, die Bauchmuskeln also die Rückenmuskulatur unterstützen oder als Gegenspieler fungieren, ist es natürlich wichtig, sämtliche Muskelgruppen zu trainieren. Es ist also immer angeraten, die Übungen abwechslungsreich zu gestalten und jede Form von Einseitigkeit zu vermeiden.

▶ 1.7 Iss Dich fit – die richtige Ernährung

Kennen Sie den Begriff »Schnitzelkoma«? Nun, wer mittags in der Kantine bevorzugt Ebensolches (selbstredend mit Pommes und Majo) zu sich nimmt und eine Stunde später – von bleierner Müdigkeit gelähmt – Gefahr läuft, auf dem Weg zur Kaffeemaschine einzuschlafen, weiß, wovon die Rede ist. Es gibt Lebensmittel, die je nach Zubereitungsart wie Steine im Magen liegen und vom Körper Höchstleistungen verlangen, um sie zu verarbeiten. Der ist dann so damit beschäftigt, dieser Flut aus Fett und Kalorien Herr zu werden, dass selbst die Reserven, die im Normalbetrieb das Gehirn »betreuen«, zum »Schnitzelverdauungsdienst« abgezogen werden. Folge: Wir können uns nicht mehr konzentrieren und werden müde, »Schnitzelkoma« eben.

Manche Lebensmittel liegen wie Steine im Magen.

Ab und zu ist gegen den Genuss solcher »Schwergewichte« nichts einzuwenden, aber zur Gewohnheit sollte es nicht werden. Denn üüber vier, fünf Jahre hinweg bleibt auch das wöchentliche Schnitzel (wahlweise die Sahnetorte, die Tüte Chips oder die Tiefkühlpizza) nicht ohne Folgen für die Figur und irgendwann schließlich auch für die Gesundheit. Sie bemerken es zuerst an der enger sitzenden Hose und wenig später am kurzen Atem beim Treppensteigen. Wenn dann auch noch Bewegungsmangel dazukommt, steigt das Risiko, ernsthaft zu erkranken, erheblich. Aus der Forschung weiß man, dass alle Stoffe, die der Körper nicht verstoffwechseln, also nutzen kann, vor allem im Bauchfett eingelagert werden und unter Umständen eine ernsthafte Gefahr für Herz und Kreislauf darstellen.

Genauso gefährlich ist aber auch das Gegenteil: kurzfristige Crash-Diäten, dubiose Wundermitteln oder unkontrollierte Hungerkuren. Sie alle schaden mehr als dass sie nutzen und führen obendrein häufig zu dem berüchtigten Jo-Jo-Effekt. Wenn Sie also beschlossen haben, etwas für ihre Fitness und vielleicht auch gegen das eine oder andere Fettpölsterchen zu tun, sollten Sie deshalb auch immer auf eine gesunde und ausgewogene Ernährung achten. Damit ist die moderate Umstellung auf eine Ernährungsweise gemeint, in der der Schwerpunkt auf nährstoff- und vitaminreichen Lebensmitteln liegt. Nicht gemeint sind selbstkasteiendes, genussbefreites Grünzeugfuttern, strenges Kalorienzählen oder Listen mit »verbotenen« Lebensmitteln, deren Genuss man sich mühsam verkneift oder sie trotzdem – dann allerdings mit schlechtem Gewissen – konsumiert. Nein, so wie Bewegung Freude macht, soll auch Essen Spaß machen und mit Genuss verbunden sein. Nur eben mit Augenmaß.

Die Empfehlung kann deshalb nur lauten: Vertrauen Sie auf Ihren gesunden Menschenverstand, achten Sie auf die Signale des Körpers und Sie benötigen nur noch etwas Selbstdisziplin, um dem Körper genau das zu geben, was er braucht.

Mehr Fitness, neue Kraft und eine straffe, wohlgeformte Figur sind das Ergebnis einer gesunden Lebensführung mit ausreichend Bewegung und vernünftiger Ernährung. Und zwar dauerhaft.

Das Schöne dabei: Wer sich mit Sport fit hält und auf eine vernünftige Ernährung achtet, ist nicht nur gesünder und fühlt sich attraktiver, er hat in der Regel auch mehr Energie und strahlt Lebensfreude aus.

Und im Grunde sind bei der Ernährung auch nur wenige grundsätzliche Richtlinien zu beachten:

▶ 1. Tipp:

Bevorzugen Sie frische Lebensmittel aus der Region. Lebensmittel, die lange Transportwege überstehen müssen, werden entweder künstlich haltbar gemacht oder haben viele wertvolle Nährstoffe schon unterwegs verloren. Dass Sie dabei auch der Umwelt einen Dienst erweisen, ist ein schöner Nebeneffekt.

▶ 2. Tipp:

Wenn Sie auf Fleisch, Fisch und andere tierische Produkte nicht verzichten möchten, bevorzugen Sie Produkte aus biologischer Landwirtschaft und nachhaltiger Fischerei, die nach tierschutzgerechten Richtlinien produziert werden müssen. Produkte aus Massentierhaltungen sind nicht nur eine Quälerei für die Tiere, aus ethischer und ökologischer Sicht deshalb unverantwortlich, in der Regel werden die Tiere auch mit Medikamenten und Hormonen vollgestopft und mit ökologisch zweifelhaft produziertem Futter gemästet. All diese Stoffen landen letztendlich auf Ihrem Teller.

▶ 3. Tipp:

Obst, Gemüse, Nüsse und Kräuter sind natürliche Lebensmittel, die den Stoffwechsel anregen und damit den Abbau von Körperfett begünstigen.Obendrein versorgen Sie den Organismus mit Vitaminen, Ballaststoffen und ungesättigten Fettsäuren. Bauen Sie diese deshalb so oft es geht in Ihren Speiseplan mit ein.

▶ 4. Tipp:

Verzichten Sie so gut es geht auf Weißmehl, Zucker und künstliche Zusatzstoffe. Bevorzugen Sie Vollkornprodukte, ungesüßte Getränke und Speisen und alle Lebensmittel, die möglichst wenig industriell verarbeitet wurden.

Da die meisten Fertiggerichte mit chemischen Zusätzen geschmacksverstärkt, optisch aufgepeppt und haltbar gemacht werden müssen, sollten Sie auch diese meiden. Bereiten Sie stattdessen Ihre Mahlzeiten lieber selbst zu, so haben Sie Kontrolle über das, was Sie essen. Es gibt zahlreiche gute Kochbücher mit leckeren, gesunden Gerichten, die schnell und ohne großen Aufwand auf dem Tisch stehen.

▶ 5. Tipp:

Sparen Sie an Fetten und Kalorien, wenn es möglich ist. Oft gibt es Ersatzprodukte, die ebenso gut schmecken, den Organismus aber nicht belasten. Das bedeutet: Obstkuchen statt Sahnetorte, dunkle Schokolade statt Vollmilch-Nuss, Geflügelwurst statt Schinken, Salat statt Hamburger mit Pommes oder selbstgemachte Apfelchips statt der Tüte Kartoffelchips aus dem Supermarkt. Sicherlich fallen Ihnen noch zahlreiche weitere Lebensmittel ein, die sich problemlos durch eine gesündere Variante austauschen lassen.

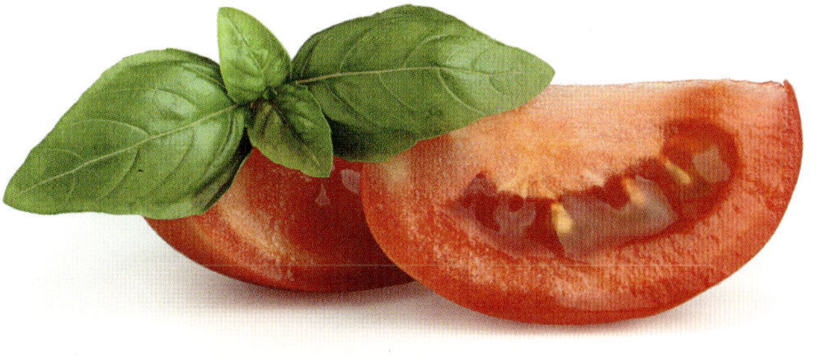

Um Sie auf den »Geschmack« zu bringen, sollten Sie einmal folgende Rezepte ausprobieren:

Karotten-Frischkäse-Brot

Für 1 Person:

1 Scheibe Vollkornbrot
50g Frischkäse
1-2 Karotten
etwas Zitronensaft
Salz, Pfeffer
Cumin (wahlweise)
1 Pr. Zucker
Petersilie zum Garnieren
geröstete Mandelblättchen

Zubereitung:

- Die Karotten raspeln.
- Die Hälfte der Karotten mit dem Frischkäse vermischen und mit Zitronensaft, Salz, Pfeffer und der Prise Zucker abschmecken. Wer mag und hat, kann zusätzlich mit etwas Cumin würzen.
- Die Petersilie hobeln, die Mandelblättchen ohne Fett anrösten.
- Das Brot mit dem Karotten-Frischkäse betreichen, die restlichen Karottenraspeln darauf verteilen und mit der Petersilie und den Mandelblättchen garnieren.

▶ Tipp:

Ersetzen Sie das Vollkornbrot durch Knäckebrot, die Karotten durch Äpfel oder Paprika, die Petersilie durch Schnittlauch, und statt Mandelblättchen können Sie Walnüsse oder Kokosraspeln nehmen. Wenn Sie das Brot durch Folienkartoffeln ersetzen, haben Sie ein leichtbekömmliches und sättigendes Mittagessen.

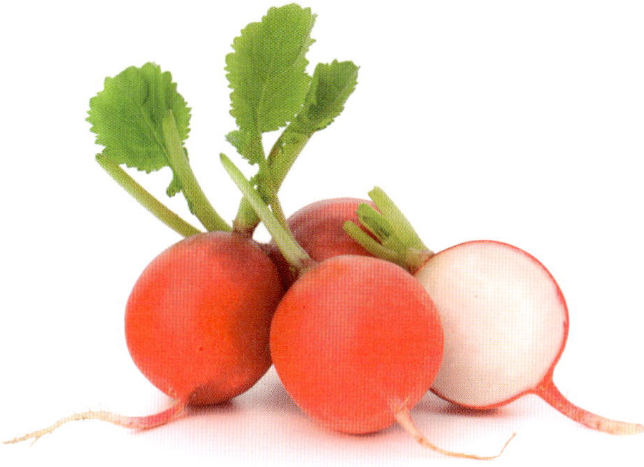

Buttermilchtrunk mit Radieschen

Für 1 Person:

200ml Buttermilch
4 Radieschen
2 EL Kresse
Zitronensaft
Salz und Pfeffer

Zubereitung:

- Die Radieschen waschen und fein hacken.
- Die Kresse mit einer Schere abschneiden.
- Radieschen und Kresse mit der Buttermilch mischen und mit Zitronensaft, Salz und Pfeffer abschmecken.

▶ Tipp:

Ersetzen Sie die Kresse durch Minze.

Mediterraner Gemüseauflauf

für 4 Personen:
500g Kartoffeln (festkochend)
400 g Zucchini
4 Tomaten
2 Frühlingszwiebeln
2 Knoblauchzehen
50g schwarze Oliven
2 Zweige Thymian
2 Zweige Oregano
1 Zweig Rosmarin
Pfeffer
1 EL Olivenöl
250 g fettarmer Joghurt
2 Eier
50 g geriebenen Emmentaler

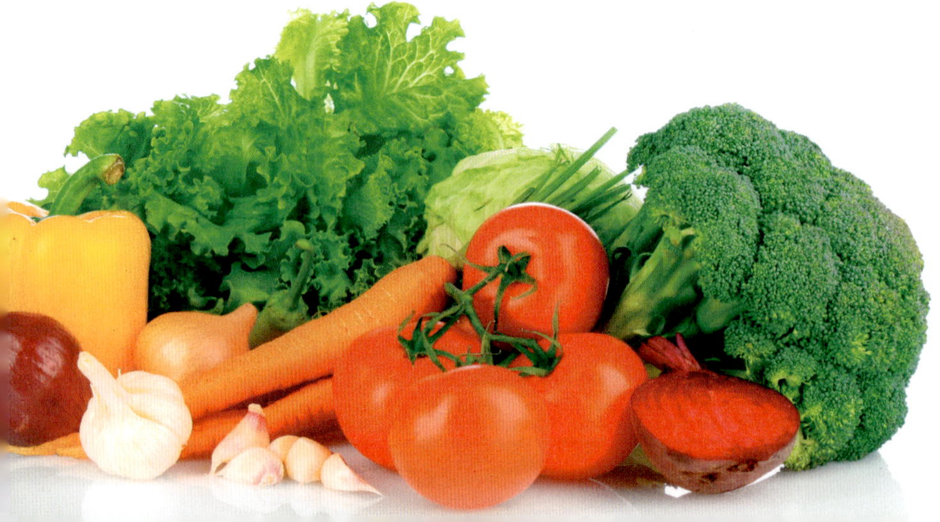

Zubereitung:

• Die Kartoffeln schälen, waschen und in Salzwasser garkochen.

• Die Zucchini waschen und in Scheiben schneiden.

• Die Tomaten waschen, Stielansätze entfernen und in Scheiben schneiden.

• Die Frühlingszwiebeln putzen, waschen und in feine Ringe schneiden.

• Den Knoblauch schälen und fein hacken.

• Kartoffeln abgießen und in Scheiben schneiden.

• Frühlingszwiebeln, Knoblauch, Oliven, Thymian und Oregano mischen und mit Salz und Pfeffer würzen.

• Eine flache Auflaufform mit Olivenöl einstreichen. Kartoffel-, Zucchini- und Tomatenscheiben dachziegelartig in die Form schichten.

• Den Joghurt mit den Eiern verrühren, salzen und pfeffern.

• Die Joghurtsauce über die Kartoffeln gießen, den Emmentaler darüber reiben und im vorgeheizten Backofen bei 180 °C (Umluft 160 °C; Gas: Stufe 2–3) auf der mittleren Schiene ca. 30 Minuten backen.

▶ Tipp:

Nahezu alle Gemüsesorten eigen sich für diesen Auflauf. Variieren Sie mit Auberginen, Brokkoli, Paprika oder dem, was Sie mögen oder im Kühlschrank haben. Statt frischer Kräuter können Sie natürlich auch getrocknete verwenden.

Es gibt zahlreiche gute Kochbücher, die Sie mit gesunden und leckeren Rezepten verwöhnen und zu einem kalorienarmen und trotzdem genussvollen Essen verleiten.

An dieser Stelle möchten wir deshalb ergänzend nur noch ein paar Ratschläge aus der Praxis des täglichen Trainings geben:

Wenn Sie trainieren wollen, sollte zwischen der letzten Mahlzeit und dem Training mindestens eine halbe Stunde Pause sein. Ebenso sollten Sie möglichst eine halbe oder sogar ganze Stunde vergehen lassen, bevor Sie nach dem Training wieder essen. Wenn Sie dann auch auf Sahnetorte und Schweinshaxe verzichten könnten, wäre das von Vorteil. In der Tat sollten Sie etwas auswählen, das *gute* Kohlenhydrate enthält, um die Energiespeicher wieder zu füllen. Je nach Vorliebe sind das Müsli, Obst oder Vollkornprodukte. So gesund Salat ist, vor dem Training empfiehlt er sich aufgrund seiner blähenden Wirkung nicht. Wer stattdessen zu einem Hüttenkäse mit ein paar frischen Früchten greift, hat eine gute Alternative. Aber auch andere eiweißhaltige Lebensmittel sind ideal. Als Faustregel gilt: wenn etwa eine Stunde nach dem Training erst der Hunger einsetzt, haben Sie alles richtig gemacht.

Trinken ist wichtig. Das ist inzwischen allgemein bekannt. Dass dabei die Rede von Mineralwasser (möglichst stillem), verdünnten Obstschorlen oder ungesüßten Kräutertees die Rede ist und nicht von Kaffee, zuckerhaltigen Limonaden oder gar alkoholischen Getränken, ebenfalls. Durch Schwitzen verliert der Körper beim Training extrem viel Flüssigkeit. Deshalb ist es wichtig, auch durchaus während des Trainings immer wieder einmal einen Schluck Wasser zu trinken. Warten Sie nicht, bis Sie das Gefühl haben, der Mund ist trocken! Nutzen Sie die Pause zwischen zwei Übungen und trinken Sie ein paar kleine Schlucke Wasser. Über den Tag verteilt sollten Sie insgesamt auf 1-1,5 Liter kommen, wenn Sie sich sportlich betätigen sogar auf 1,5 - 2,0 Liter. Dass während des Trainings nicht gegessen werden sollte, sei ebenfalls noch erwähnt.

So, das war jetzt viel Theorie. Es ist Zeit, mit der Praxis zu beginnen. Jetzt sind Sie also dran! Viel Spaß!

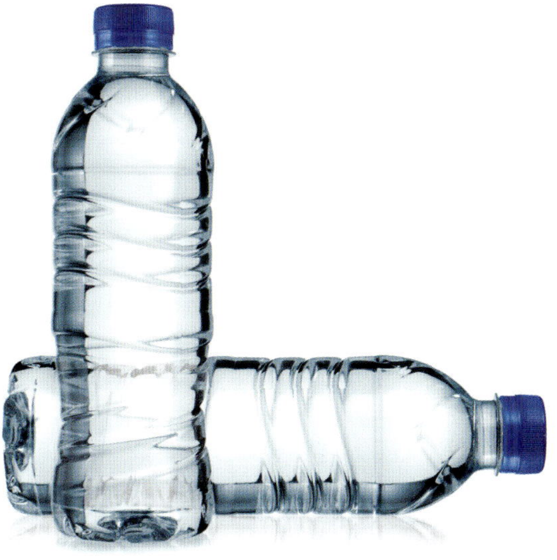

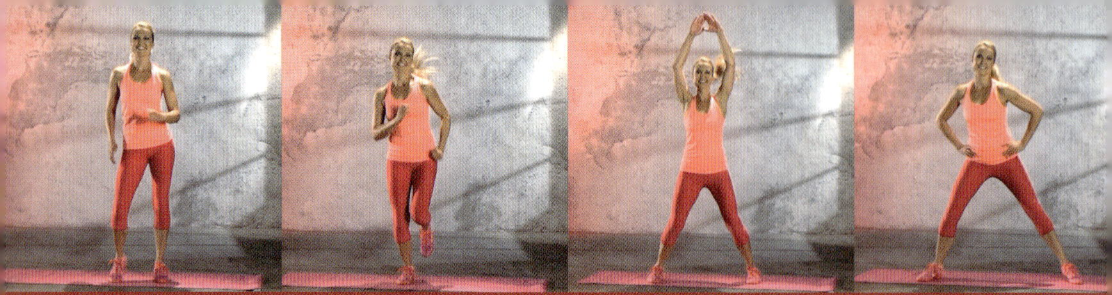

2. Der praktische

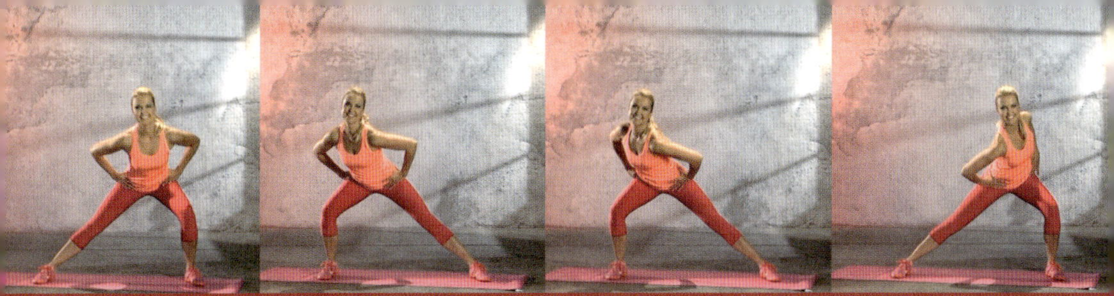

Teil: Die Übungen

▶ 2.1 Warm-up

Bevor Sie mit dem eigentlichen Workout beginnen, sollten Sie die Muskeln und Bänder aufwärmen und lockern. Das hilft, Verletzungen vorzubeugen, und auch der unangenehme Muskelkater, der sich möglicherweise einstellen kann, wenn Sie sich bisher wenig sportlich betätigt haben, wird nicht so heftig ausfallen. Wir bieten Ihnen zwei Versionen an, ein dynamisches Warm-up, um den Körper sorgfältig auf das Training vorzubereiten, und – wenn's mal fix gehen muss – eine Kurzversion. Schließlich sollen Sie auch etwas für Ihre Fitness tun können, wenn Sie einmal wenig Zeit übrig haben.

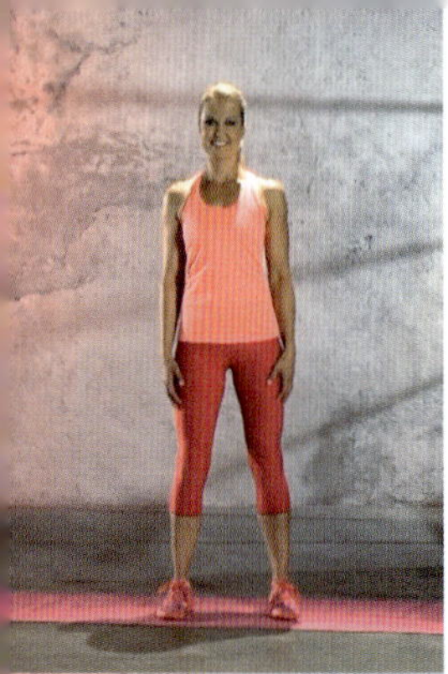
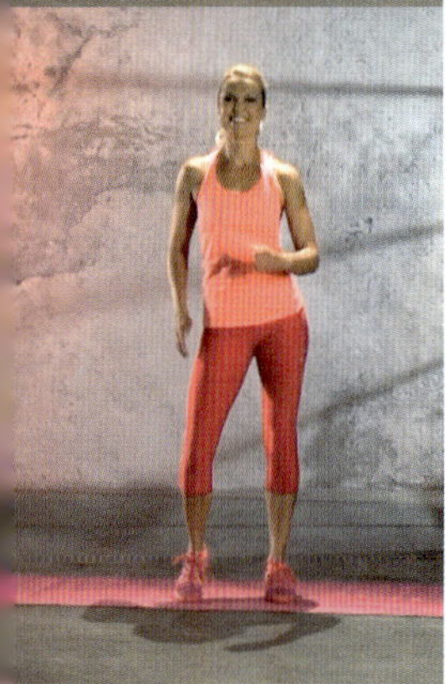
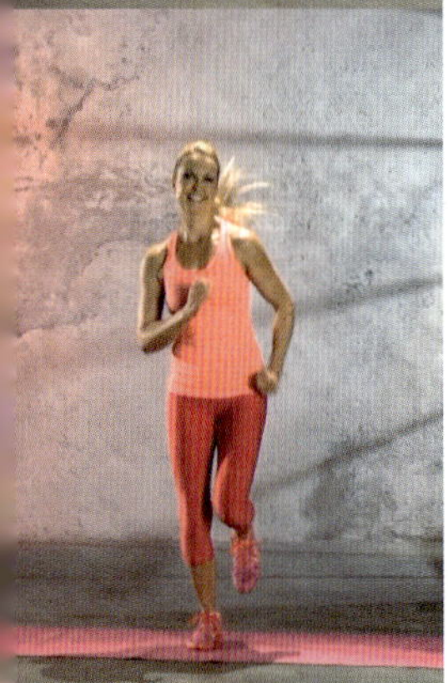
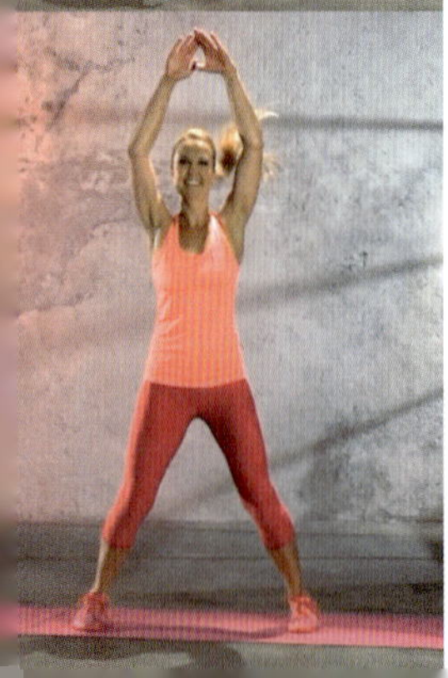

Beginnen wir mit der ausführlichen Variante:

▶ 2.1.1 Dynamisches Warm-up

▶ 1 Ausgangsposition ist der hüftbreite Stand. Die Knie sind locker, die Schultern tief und der Oberkörper ist aufgerichtet. Atmen Sie einige Male tief ein und aus.

▶ 2 Marschieren Sie locker auf dem Platz. Achten Sie dabei darauf, die Arme und die Hüfte locker mitzuschwingen.

▶ 3 Steigern Sie das Marschieren, indem Sie ein paar Minuten auf der Stelle laufen.

▶ 4 Es folgt der »Jumping Jack« oder »Hampelmann«: Abwechselnd mit beiden Füßen gleichzeitig hüftbreit auseinander und wieder zusammen springen und dabei die Arme seitwärts hoch über den Kopf und wieder herunter schwingen.

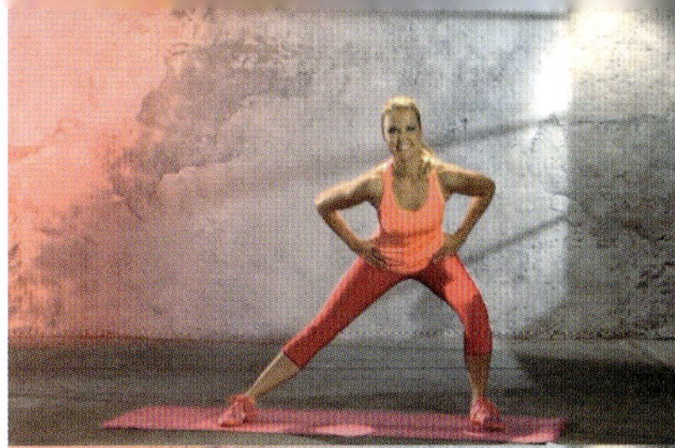
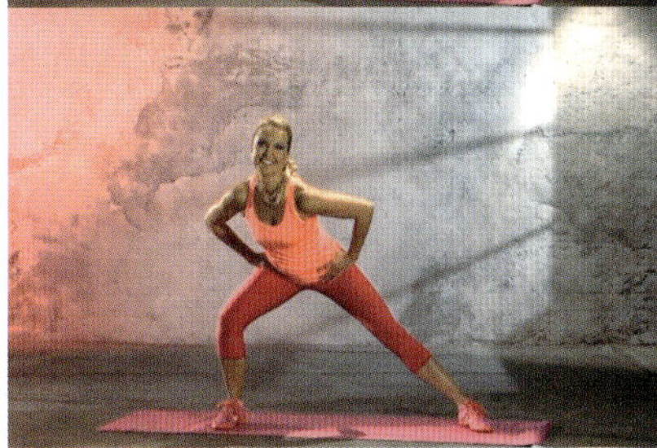
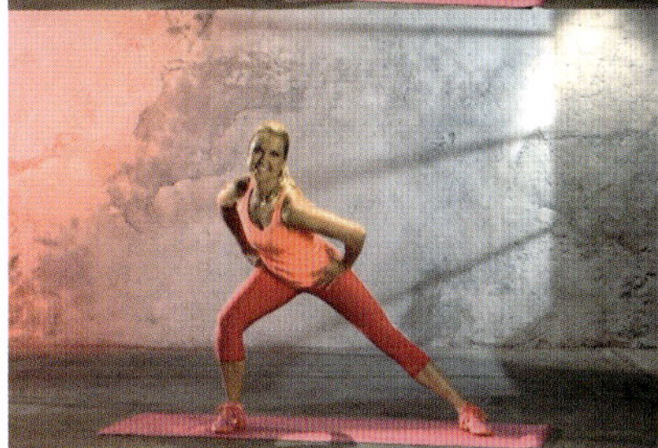
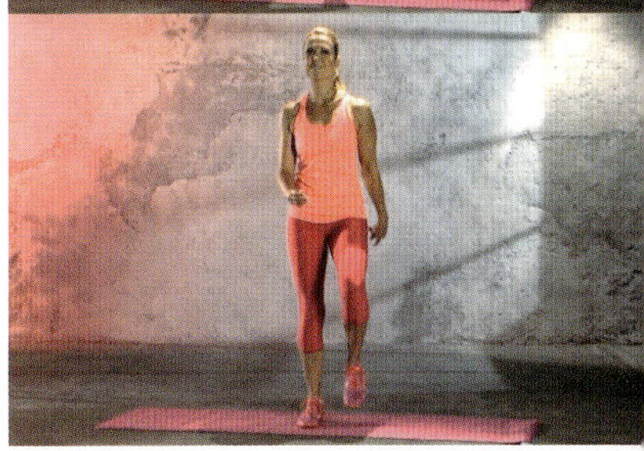

▶ 5 Marschieren Sie noch einmal kurz auf der Stelle und gehen Sie dann mit den Beinen in den seitlichen Ausfallschritt. Legen Sie die Hände in die Hüfte und verlagern Sie das Gewicht abwechselnd vom rechten auf das linke Bein, strecken Sie also das eine Bein und beugen Sie gleichzeitig das Knie des belasteten Beins (side-to-side). Je tiefer Sie das Knie beugen, desto größer der Trainingseffekt.

Drehen Sie bei dieser Übung den Oberkörper nach außen und achten Sie darauf, die Schultern locker zu lassen und nicht hochzuziehen.

▶ 6 Marschieren Sie noch einmal kurz auf der Stelle.

▶ 7 Lockern Sie nun die Schultern, indem Sie zunächst mit nach unten gestreckten Armen möglichst große Kreise aus dem Schultergelenk beschreiben. Machen Sie das Schulterkreisen zunächst nach vorne und wechseln Sie anschließend die Richtung.

Beugen Sie dann die Ellbogen und lassen Sie die Arme mitkreisen. Federn Sie dabei mit den Knien im Rhythmus der Bewegung.

▶ 8 Ziehen Sie nun die Schultern nach vorne und schieben Sie dann die Schulterblätter weit nach hinten zusammen – immer abwechselnd vor und zurück. Die Arme sind dabei angewinkelt auf Schulterhöhe.

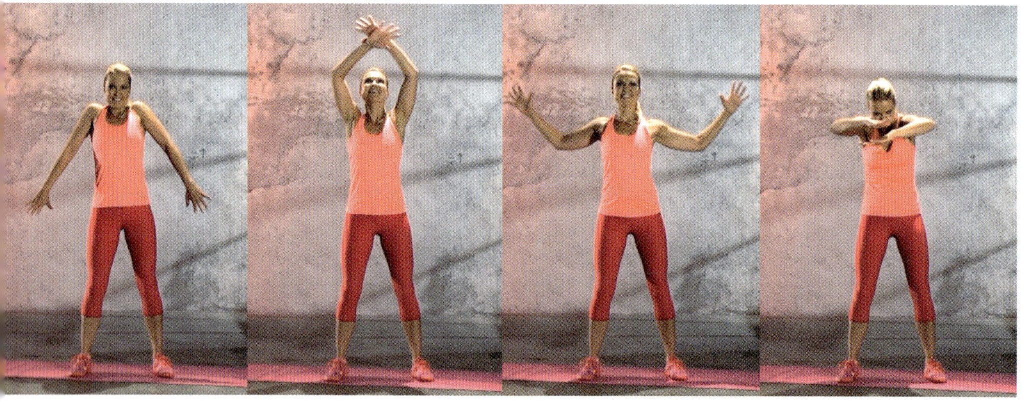

▶ 9 Noch einmal den Körper lang und weit nach oben strecken, die Arme dabei hoch über den Kopf nehmen und anschließend Arme und Beine nacheinander ausschütteln.

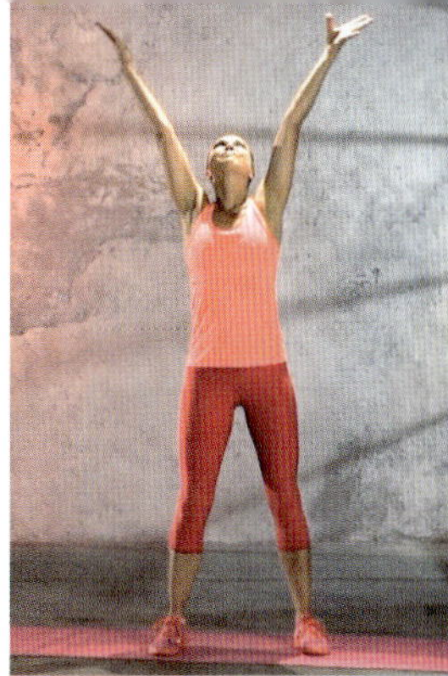

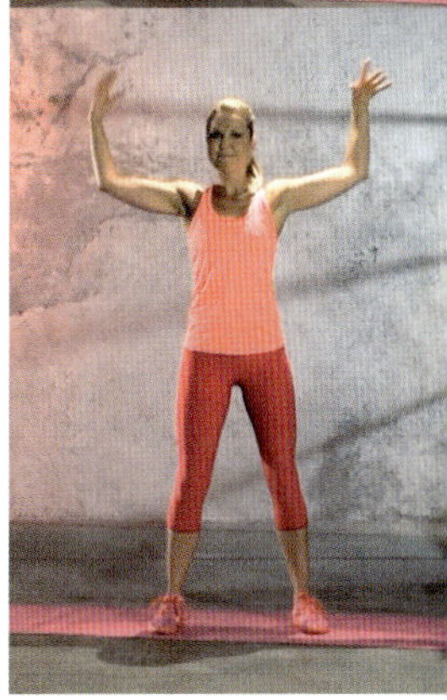

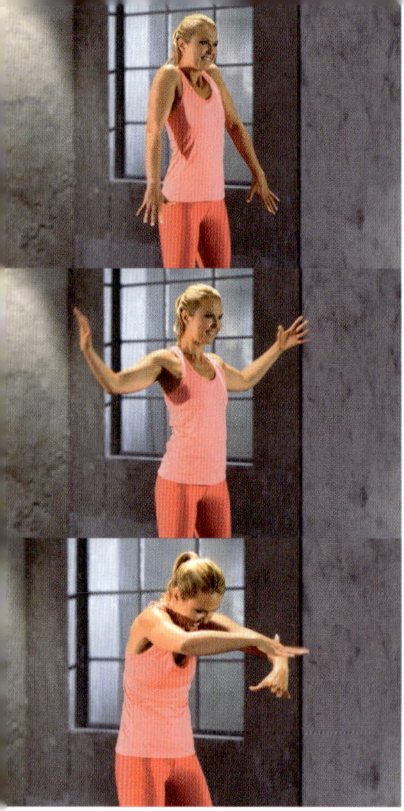

Und wenn es einmal schnell gehen soll:

▶ 2.1.2 Warm-up – Kurzversion

▶ 1 Ausgangsposition ist der hüftbreite Stand. Die Knie sind locker, die Schultern tief und der Oberkörper ist aufgerichtet. Atmen Sie einige Male tief ein und aus.

▶ 2 Lockern Sie zunächst die Schultern durch Schulterkreisen, erst nach vorne und dann nach hinten.
Beugen Sie nun die Ellbogen und lassen Sie die Arme mitkreisen. Federn Sie dabei mit den Knien im Rhythmus der Bewegung.

▶ 3 Ziehen Sie die Schultern nach vorne und schieben Sie die Schulterblätter weit nach hinten zusammen – immer abwechselnd vor und zurück. Die Arme sind dabei angewinkelt auf Schulterhöhe.

▶ 4 Strecken Sie sich lang nach oben und nehmen Sie die Arme dabei hoch über den Kopf.

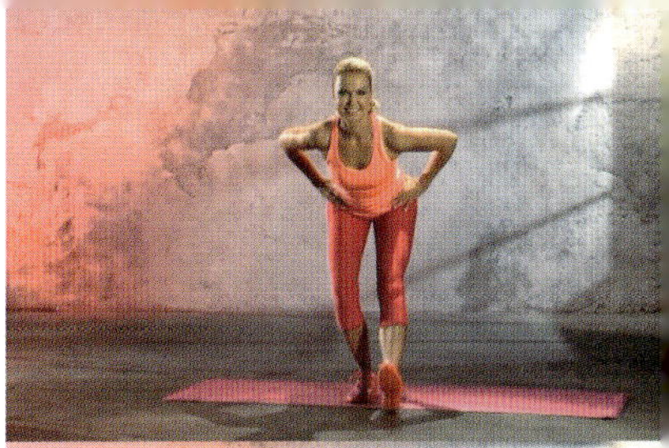

▶ 5 Legen Sie die Hände in die Hüfte und dehnen Sie die Beine, indem Sie zuerst den rechten Fuß einen Schritt nach vorne auf die Ferse stellen und dann den Oberkörper mit geradem Rücken aus der Hüfte nach vorne beugen; anschließend die Übung mit dem linken Bein wiederholen.

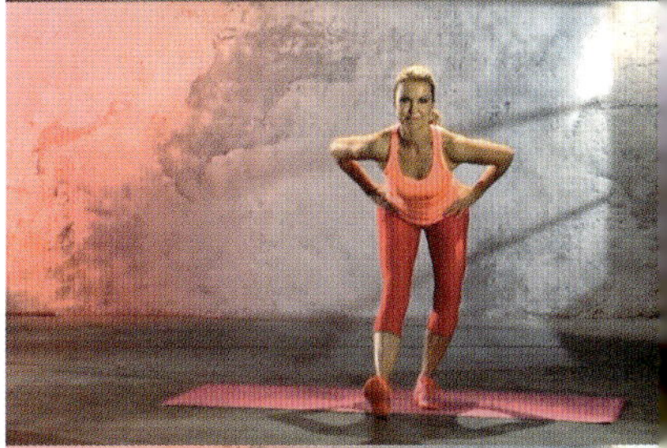

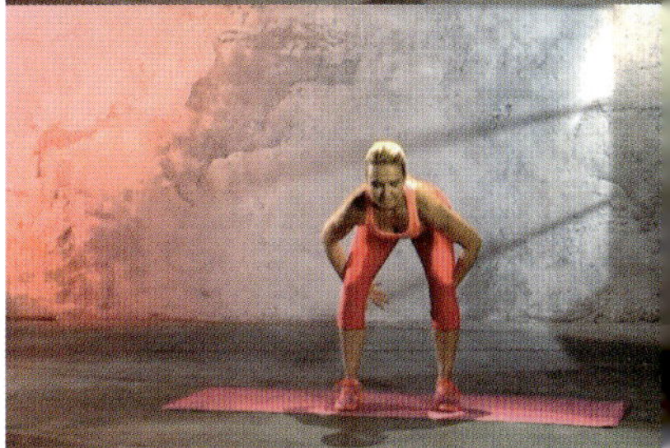

▶ 6 Gehen Sie zurück in den hüftbreiten Stand, beugen Sie den Oberkörper vor, machen Sie den Rücken rund, beugen Sie die Knie. Die Unterarme legen Sie in die Kniekehlen und dehnen den Rücken dabei. Rollen Sie ihn schließlich langsam und Wirbel für Wirbel wieder auf und beenden Sie die Übung, indem Sie den Rücken aufrichten und die Schultern ebenfalls nach hinten rollen.

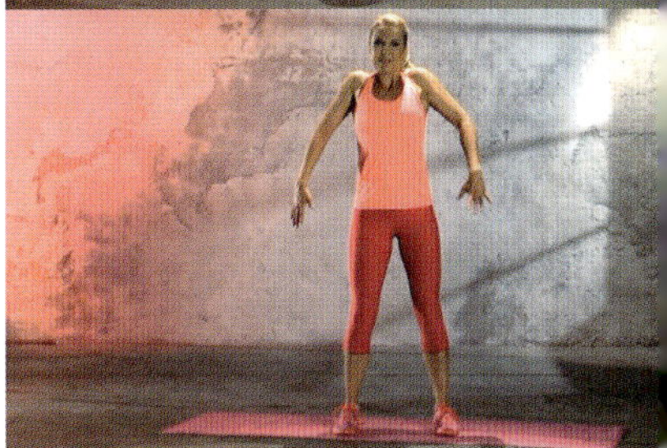

▶ 7 Beenden Sie das Warm-up durch lockeres Ausschütteln von Armen und Beinen.

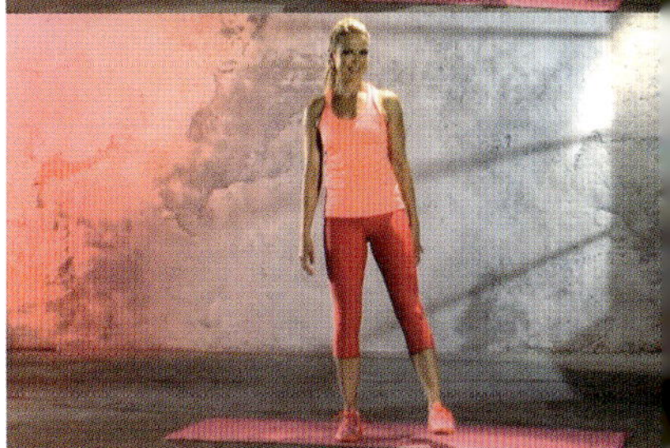

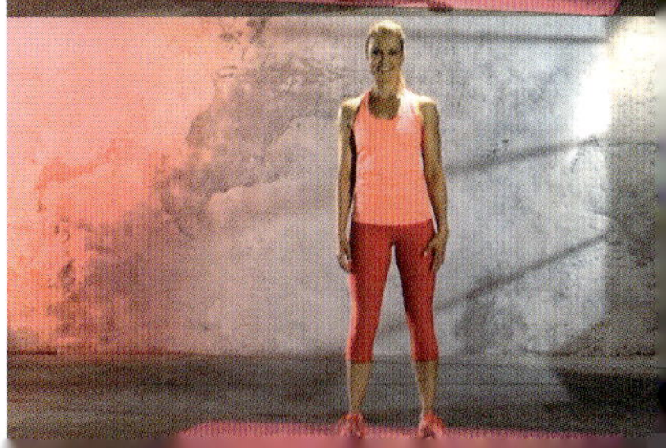

2.2 Workout

Ihre Muskeln sind jetzt gut aufgewärmt. Beginnen Sie nun mit dem eigentlichen Workout. Wir stellen Ihnen vier verschiedene 15-Minuten-Workouts vor. Mit den ersten beiden trainieren Sie den ganzen Körper, wobei die zweite Variante intensiver ist und somit höhere Ansprüche an Ihre Kondition stellt. Beginnen Sie deshalb mit der ersten Variante, wenn Sie sich selbst als »Einsteiger« bezeichnen.
Das dritte Workout legt den Schwerpunkt auf ein Training des Oberkörpers, während das vierte sich hervorragend eignet, um die Beine und den Po zu trainieren und zu formen. Sie können ganz nach Ihren Bedürfnissen das Workout aussuchen, das Ihnen am meisten zusagt, oder sich am Trainingsplan auf Seite 77 orientieren und alle vier Workouts nacheinander über die Woche verteilt trainieren.

▶ 2.2.1 15-Minuten-Workout Ganzkörper-Fit (Variante A)

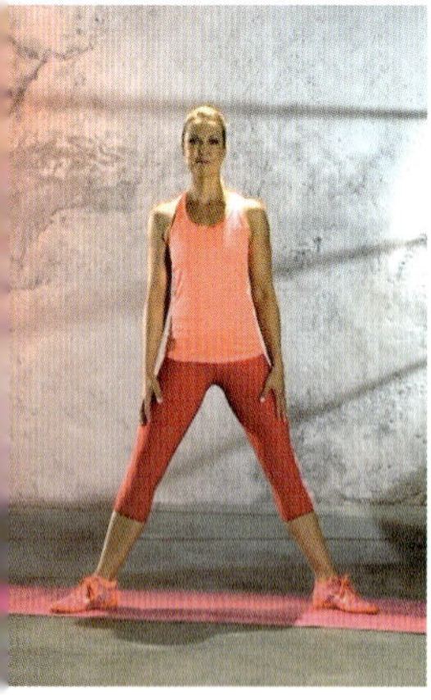

▶ 1 In der Ausgangsposition stellen Sie die Füße etwas weiter als hüftbreit auseinander. Die Knie sind locker, der Rücken ist aufrecht und die Schultern tief. Atmen Sie einige Male tief ein und aus.

▶ 2 Beugen Sie die Knie (»mittelweite Squats«), drücken Sie die Hände vor der Brust zusammen, die Ellbogen sind dabei auf Höhe der Hände. Schieben Sie die Schultern bewusst zurück und entspannen Sie sie. Mit dieser Übung trainieren Sie die Beine und zusätzlich die Gesäßmuskulatur, die Brust- und die vordere Schultermuskulatur.

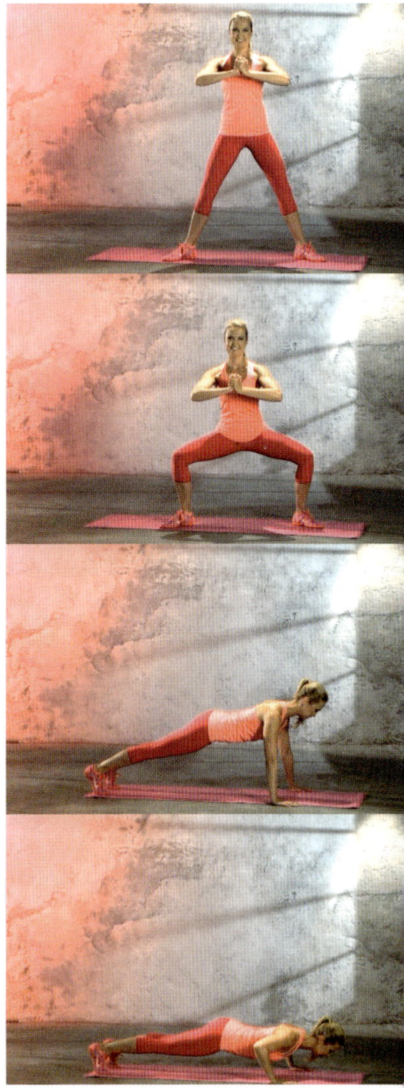

▶ 3a Machen Sie weiter mit Liegestützen: Gehen Sie in den Vierfüßlerstand, legen Sie die Hände etwas weiter als schulterbreit auf den Boden, heben Sie die Knie und gehen Sie auf die Fußballen. Das Gewicht liegt hauptsächlich auf den Armen. Senken Sie nun den Oberkörper ab, indem Sie die Arme beugen. Achten Sie darauf, den Rücken gerade zu halten. Berühren Sie den Boden weder mit den Knien noch mit dem Oberkörper und stemmen Sie den Körper wieder hoch, indem Sie die Arme durchstrecken. Die Kraft kommt aus den Oberarmen. Machen Sie einige Liegestütze hintereinander. Damit trainieren Sie die Brust-, Schulter- und Rumpfmuskulatur.

Wem das zu anstrengend ist, kann auch die etwas einfachere »Frauenvariante« wählen oder zunächst mit den traditionellen Liegestützen beginnen und dann in die leichtere Variante wechseln:

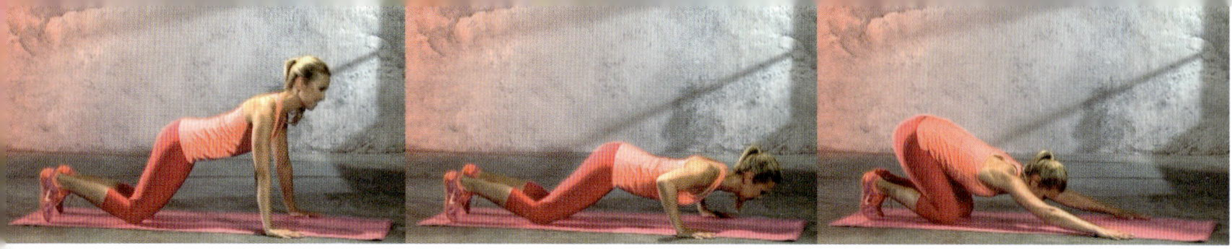

▶ 3b Die »Frauenvariante« unterscheidet sich von den traditionellen Liegestützen dadurch, dass Sie die Knie auf dem Boden abstützen können.

▶ 4 Schieben Sie das Gesäß zurück auf die Fersen, ohne die Hände vom Boden zu lösen, und dehnen Sie so den Rücken und die Arme.

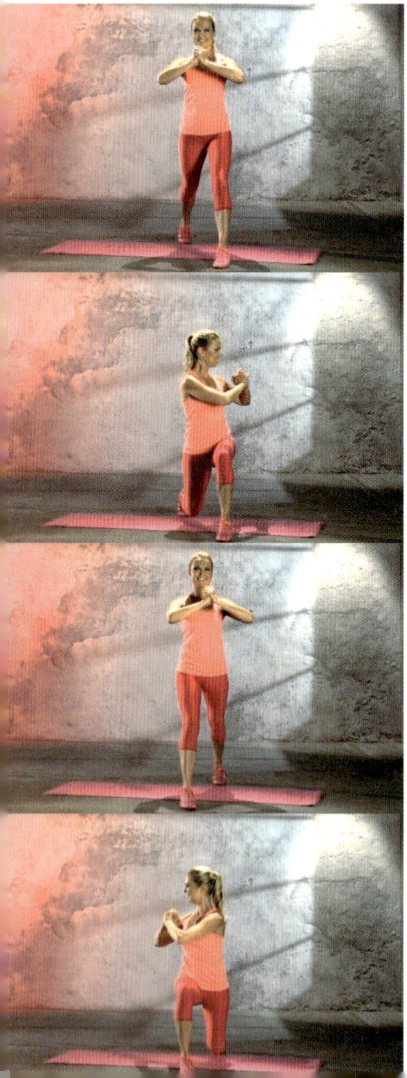

▶ 5 Weiter geht es mit einer Übung im Stehen. Stellen Sie das rechte Bein mit einem weiten Ausfallschritt nach vorne (»Lunge«). Drücken Sie die Hände vor der Brust zusammen, um die Brustmuskulatur zu aktivieren. Gehen Sie nun tief in die Knie und drehen Sie dabei den Rumpf ebenfalls nach rechts. Kommen Sie zurück zur Mitte, wenn Sie die Knie wieder durchstrecken, um sich aufzurichten. Diese Übung wiederholen Sie einige Male. Wechseln Sie zwischendurch das Tempo der Kniebeugen, bevor Sie die Beine kurz ausschütteln, das linke Bein nach vorne bringen und die Übung wiederholen, dieses Mal den Rumpf aber nach links drehen.

Trainiert werden mit dieser Übung Beine, Gesäß und Bauchschräge.

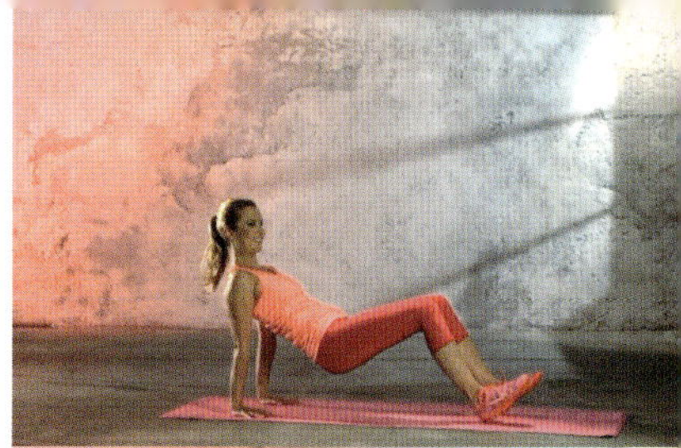

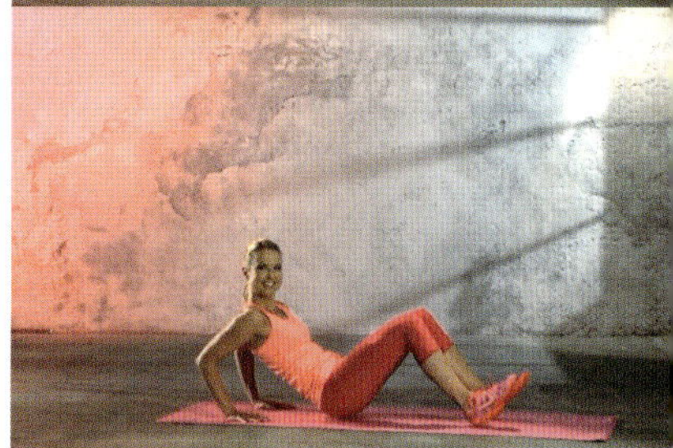

▶ 6 Für die nächste Übung setzen Sie sich auf die Matte in den umgedrehten Vierfüßlerstand, also: Hände hinter dem Gesäß auf die Matte legen, Knie beugen und Fersen auf den Boden stellen. Heben Sie dann das Gesäß vom Boden und beugen und strecken Sie die Ellbogen ohne jedoch mit dem Gesäß den Boden zu berühren, wenn Sie den Rumpf absenken. Diese Übung nennt man »Trizeps-Dipps« und trainiert damit – Sie ahnen es – vorrangig den Trizeps.

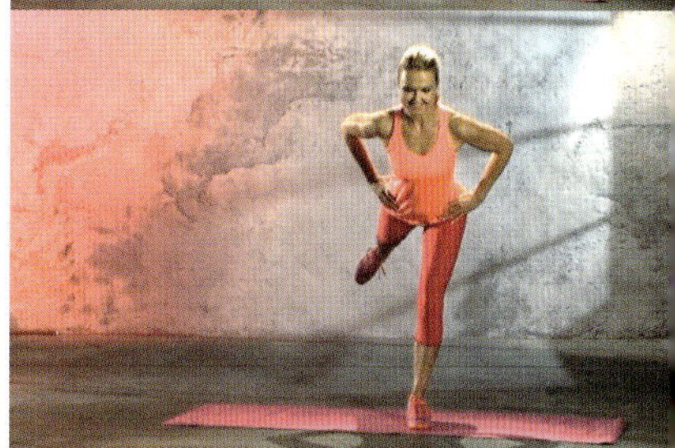

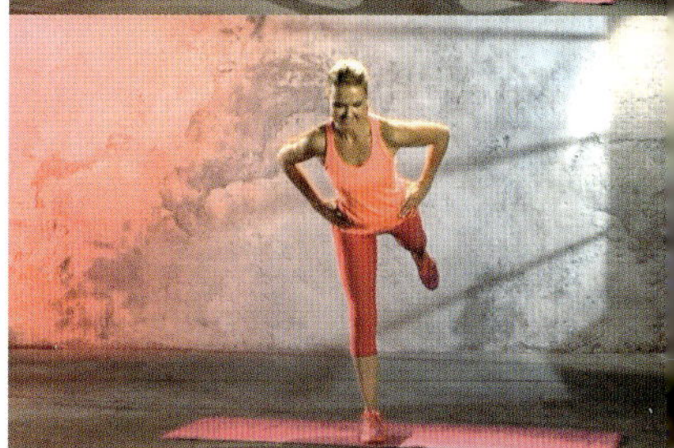

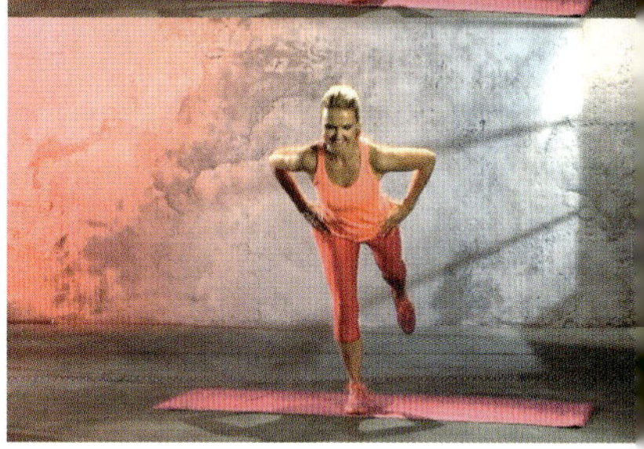

▶ 7 Es folgt die Standwaage. Stellen Sie sich wieder in den hüftbreiten Stand. Legen Sie die Hände in die Hüfte und stellen Sie den linken Fuß zurück. Lösen Sie den linken Fuß vom Boden und strecken Sie das Bein in die Luft. Oberkörper und linkes Bein bilden eine diagonale Linie. Beugen und strecken Sie nun das rechte Knie im Wechsel. Achten Sie darauf, den Rücken gerade zu halten und mit dem linken Fuß den Boden nicht zu berühren. Lockern Sie dann die Beine kurz aus und wiederholen Sie die Übung mit dem anderen Bein.

Das ist eine hervorragende Übung für die Rumpf- und Beinmuskulatur, fördert aber auch die Konzentration und das Gleichgewicht.

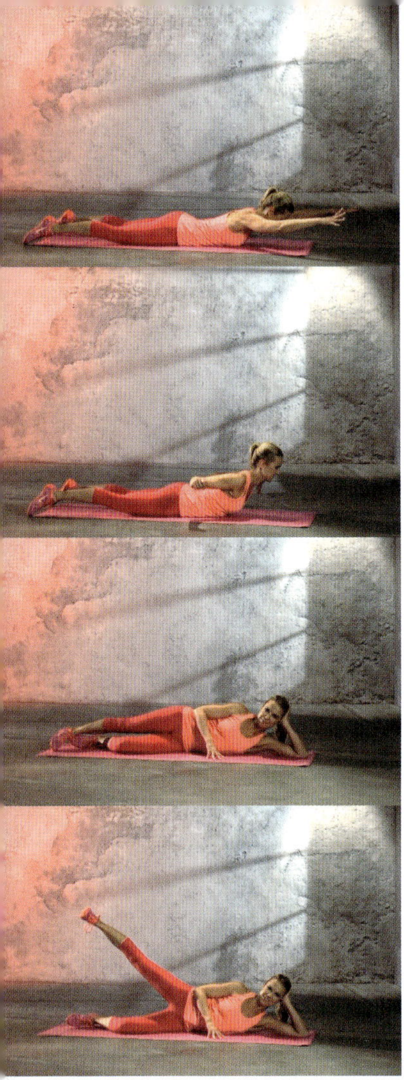

▶ 8 Wechseln Sie über den Vierfüßlerstand in die Bauchlage. Heben Sie Kopf und Brust vom Boden und strecken Sie die Arme nach vorne aus, ohne den Boden zu berühren. Nun ziehen Sie im Wechsel die Schultern und Arme über die Seite nach hinten und strecken sie wieder lang nach vorne aus.
Um diese Übung zu beenden, halten Sie die Arme und Schultern ein bis zwei Atemzüge lang hinten und entspannen Sie dann die Muskeln, indem Sie die Arme vor sich auf der Matte ablegen und die Brust und den Kopf ebenfalls auf die Matte bzw. die Arme absenken. Diese Übung wird als »Latziehen« bezeichnet und trainiert den *Latissimus*, den großen Rückenmuskel.

▶ 9 Kommen Sie von der Bauchlage in die Seitlage mit der linken Körperseite auf dem Boden. Stützen Sie den Kopf auf die linke Hand und legen Sie die rechte Hand vor der Brust auf den Boden, um sich zu stabilisieren. Das linke Knie ist gebeugt. Heben Sie nun das rechte Bein einige Male gestreckt an und lassen Sie es wieder sinken, ohne jedoch das linke Bein zu berühren. Achten Sie darauf, den Rücken gerade zu halten.

▶ 10 Lassen Sie dann das rechte Bein nach hinten kreisen. Es bleibt gestreckt, der Fuß ist geflext. Trainiert werden mit diesen beiden Übungen die Beinaußenseite (»Abduktoren«) und die Gesäßmuskulatur.

▶ 11 Wechseln Sie die Seite und wiederholen Sie die Übungen 9 und 10.

▶ 12 Jetzt fehlen noch »Crunches« für die gerade Bauchmuskulatur: Gehen Sie in den Vierfüßlerstand, heben Sie die Knie vom Boden, so dass der gesamte Körper eine gerade Linie bildet. Achten Sie darauf, nicht ins Hohlkreuz zu gehen und die Bauchmuskulatur anzuspannen. Lösen Sie das rechte Bein vom Boden und beugen Sie das Knie vor die Brust und zwischen die Arme. Wieder nach hinten ausstrecken ohne den Boden zu berühren und wieder nach vorne zwischen die Arme beugen. Nach einigen Wiederholungen wechseln Sie die Seite und führen die Übung mit dem anderen Bein aus. Wiederholen Sie diese Übung anschließend noch einmal mit jedem Bein und beenden Sie sie im Vierfüßlerstand.

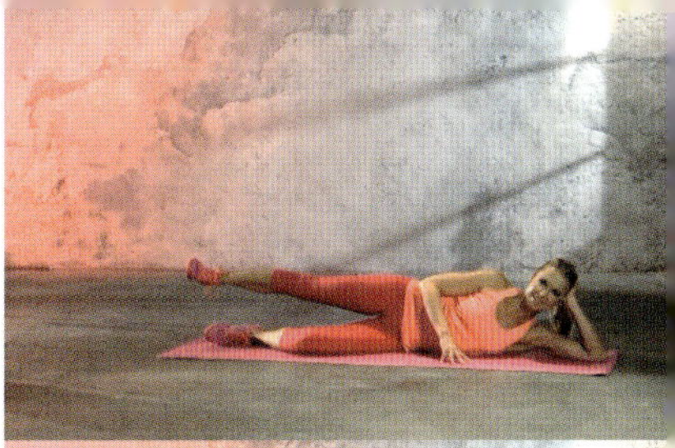

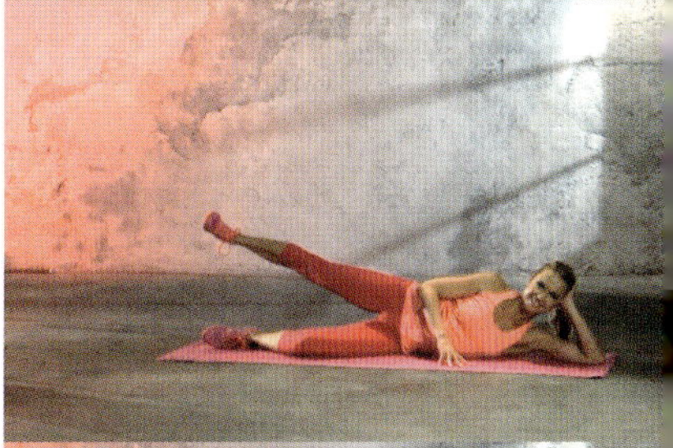

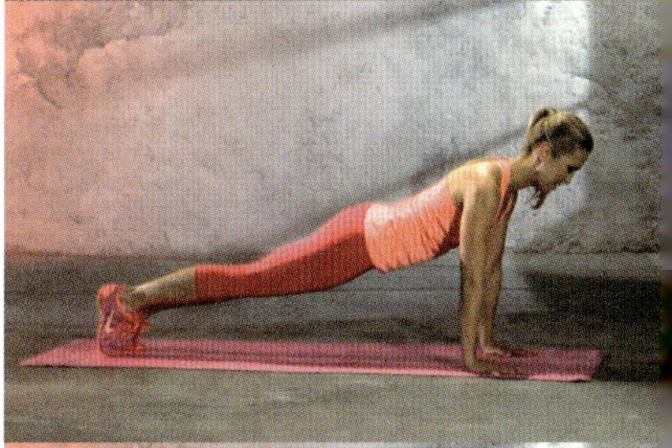

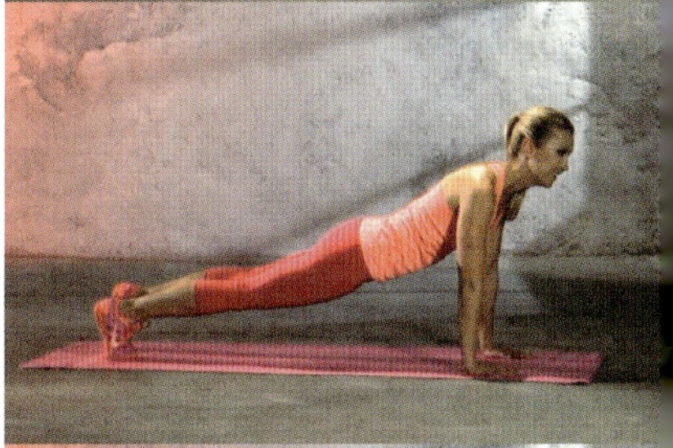

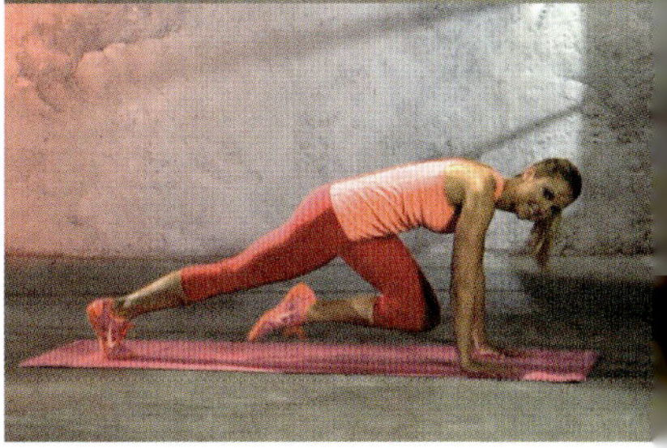

▶ 13 Zum Schluss kommen Sie in die Rückenlage, stellen die Füße hüftbreit auf und legen die Hände an den Hinterkopf. Heben Sie die Schultern und den Kopf mithilfe der Bauchmuskeln (nicht durch Strecken der Halswirbelsäule!) vom Boden und ziehen Sie abwechselnd das linke Knie – Fuß ist geflext – zur rechten Schulter bzw. das rechte Knie zur linken Schulter. Drehen Sie dabei den Oberkörper und die Schulter in Richtung des gegenüberliegenden Knies.

Das waren sicherlich anstrengende fünfzehn Minuten. Wem sie aber noch nicht anstrengend genug waren, der findet hier die intensivere Variante:

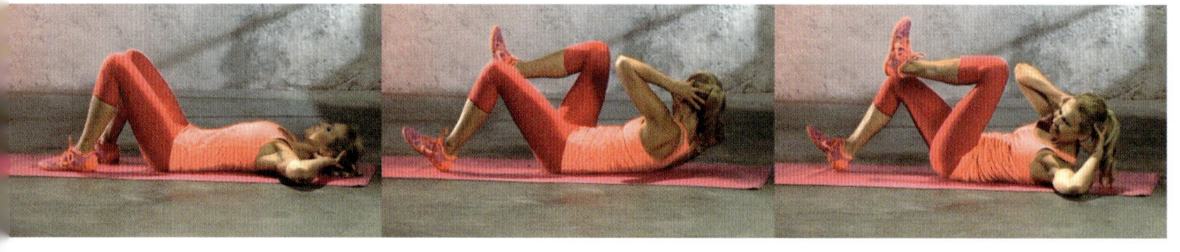

▶ 2.2.2 15-Minuten-Workout Ganzkörper-Fit (Variante B – intensiv)

▶ 1 In der Ausgangsposition stellen Sie die Füße etwas weiter als hüftbreit auseinander. Die Knie sind locker, der Rücken ist aufrecht und die Schultern sind tief. Atmen Sie einige Male tief ein und aus.

▶ 2 Beugen Sie die Knie (»mittelweite Squats«), drücken Sie die Hände vor der Brust zusammen, die Ellbogen sind dabei auf Höhe der Hände. Schieben Sie die Schultern bewusst zurück und entspannen Sie sie. Mit dieser Übung trainieren Sie die Beine und zusätzlich die Gesäßmuskulatur, die Brust- und die vordere Schultermuskulatur.

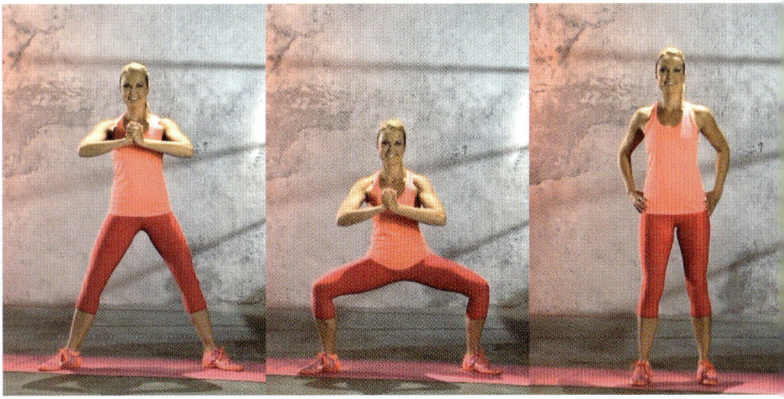

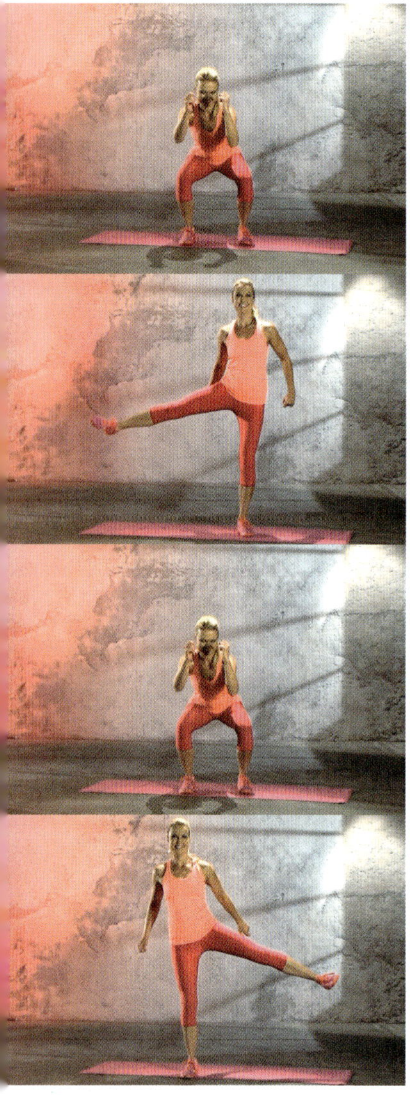

▶ 3 Stellen Sie die Füße nebeneinander. Beugen Sie die Knie (als ob Sie sich auf einen Stuhl setzen wollten) und nehmen Sie dabei die Arme gebeugt vor die Brust. Verlagern Sie das Gewicht zunächst auf das rechte Bein, strecken Sie das linke zur Seite und drücken Sie sich mit dem Standbein wieder in die aufrechte Position. Gehen Sie dann wieder in die Kniebeuge – Arme vor die Brust –, strecken Sie jetzt das rechte Bein zur Seite und drücken Sie sich mit dem linken Bein hoch. Wiederholen Sie diese Übung wechselseitig in flottem Tempo. Von dieser Übung profitiert die Beinmuskulatur.

▶ 4 Weiter geht es mit Liegestützen: Gehen Sie in den Vierfüßlerstand, legen Sie die Hände etwas weiter als schulterbreit auf den Boden, heben Sie die Knie und gehen Sie auf die Fußballen. Das Gewicht liegt hauptsächlich auf den Armen. Senken Sie nun den Oberkörper ab, indem Sie die Arme beugen. Achten Sie darauf, den Rücken gerade zu halten. Berühren Sie den Boden weder mit den Knien noch mit dem Oberkörper und stemmen Sie den Körper wieder hoch, indem Sie die Arme durchstrecken. Die Kraft kommt aus den Oberarmen. Machen Sie einige Liegestützen hintereinander. Damit trainieren Sie die Brust-, Schulter- und Rumpfmuskulatur.

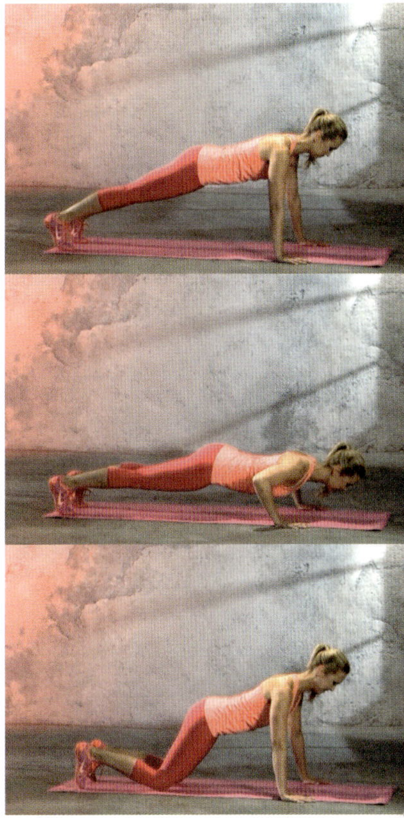

Wenn Ihnen das zu anstrengend ist, können Sie auch die etwas einfachere »Frauenvariante« wählen, bei der Sie sich mit den Knien am Boden abstützen dürfen, oder Sie beginnen zunächst mit den traditionellen Liegestützen und wechseln dann in die leichtere Variante.

Beenden Sie die Übung, indem Sie das Gesäß zurück auf die Fersen schieben, ohne die Hände vom Boden zu lösen, um so den Rücken und die Arme zu dehnen.

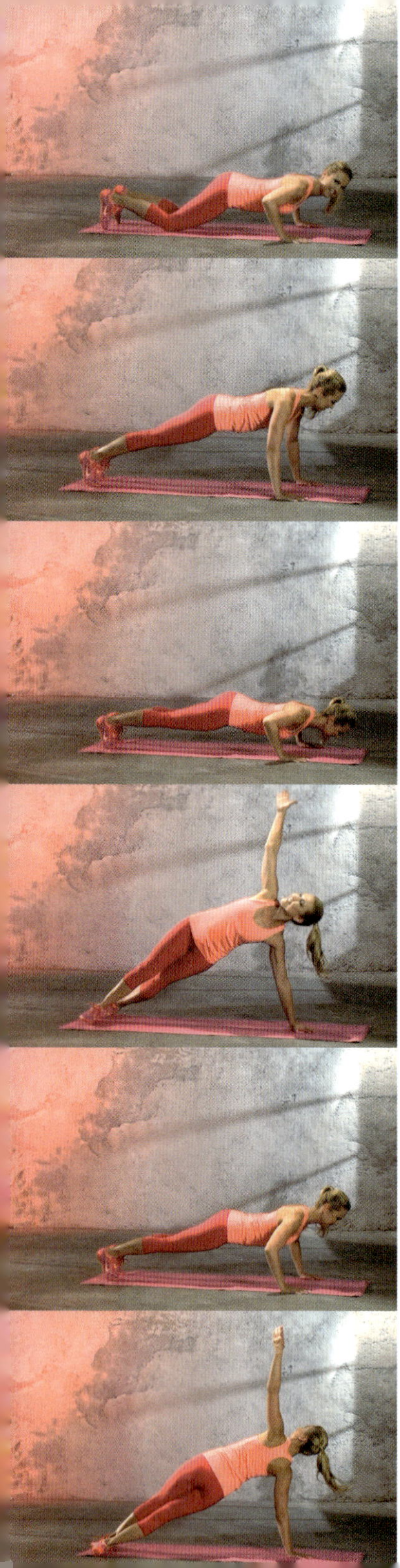

▶ 5 Variieren Sie die Liegestütze, indem Sie Liegestütze mit Seitstützen abwechseln. Dazu stützen Sie sich jeweils nach einem Liegestütz auf eine Hand und drehen den Körper auf, indem Sie den freien Arm gerade nach oben strecken. Wechseln Sie die rechte und die linke Seite ab. Das ist ein intensives Training für Brust, Arme, Schultern, Taille und den gesamten Rumpf. Beenden Sie auch diese Übung, indem Sie das Gesäß zurück auf die Fersen schieben, ohne die Hände vom Boden zu lösen, und dehnen Sie so den Rücken und die Arme .

▶ 6 Stellen Sie sich wieder aufrecht in den hüftbreiten Stand. Stellen Sie das rechte Bein in einem Ausfallschritt nach vorne. Legen Sie die Hände an die Taille und beugen Sie die Knie: ein Mal tief nach unten bis kurz vor den Boden und ohne das Knie durchzustrecken und noch zwei weitere Male mit etwas kleineren Bewegungen. Springen Sie dann aus dem Ausfallschritt hoch und wechseln Sie mit dem linken Bein nach vorne und dem rechten nach hinten. Gehen Sie wieder in die Knie, ein Mal tief, zwei Mal mit kleineren Bewegungen und wechseln Sie wieder mit einem Sprung die Beine. Wiederholen Sie das einige Male, bevor Sie die Übung variieren. Dabei springen Sie in flottem Tempo mit den Beinen jeweils abwechselnd in den tiefen Ausfallschritt. Gehen Sie tief in die Knie, aber ohne den Boden mit den Knien zu berühren. Achten Sie darauf, den Rücken gerade zu halten. Mit dieser Übung trainieren Sie die gesamte Beinmuskulatur, Ihre Sprungkraft und den Rumpf.

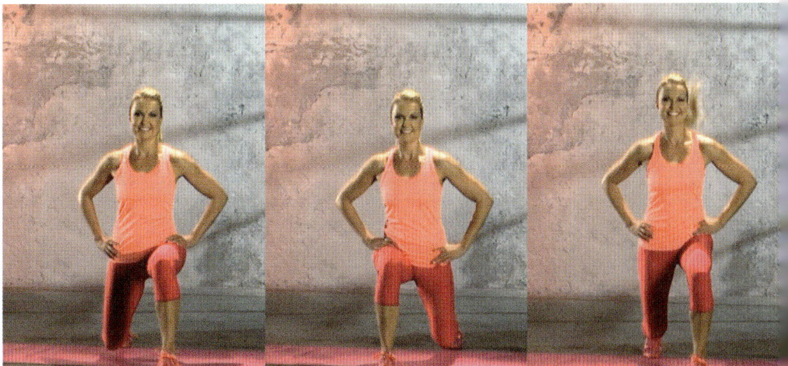

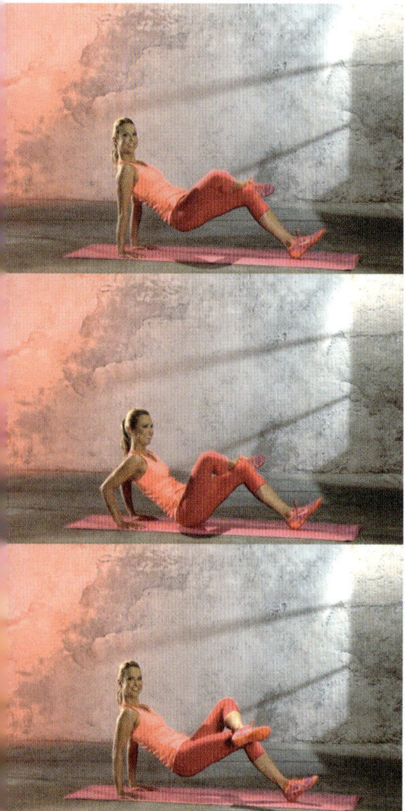

▶ 7 Setzen Sie sich auf die Matte in den umgedrehten Vierfüßlerstand. Legen Sie die Hände hinter dem Gesäß auf die Matte und beugen Sie die Knie. Nur die Fersen sind am Boden. Legen Sie den linken Unterschenkel auf das rechte Knie. Heben Sie dann das Gesäß vom Boden und beugen und strecken Sie die Ellbogen, ohne jedoch mit dem Gesäß den Boden zu berühren, wenn Sie den Rumpf absenken. Nach einigen Wiederholungen wechseln Sie die Seite, legen jetzt den rechten Unterschenkel auf das linke Knie und beginnen von vorne. Mit diesen »Trizeps-Dipps« trainieren Sie natürlich den Trizeps.

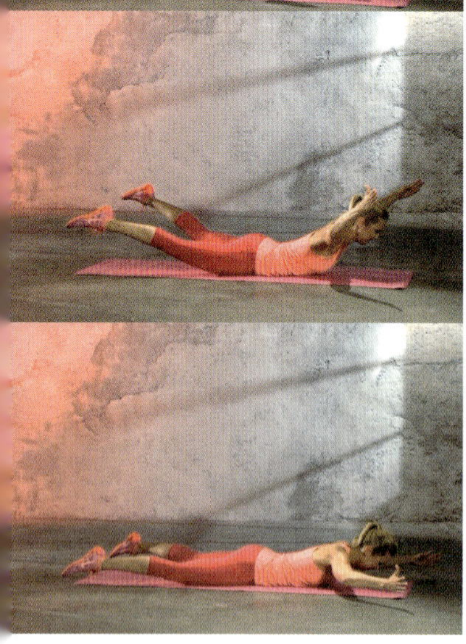

▶ 8 Die nächste Übung heißt »Superman«. Kommen Sie in die Bauchlage. Die Arme und Beine legen Sie gestreckt etwas weiter als hüftbreit – jeweils wie ein großes »V« – auseinander. Beim Ausatmen heben Sie die Arme und Beine gleichzeitig vom Boden hoch, halten die Position kurz, und legen Arme und Beine beim Einatmen wieder am Boden ab. Das wiederholen Sie einige Male in Ihrem Atemrhythmus. Trainiert werden so der gesamte Rücken, die Oberschenkelrückseite und das Gesäß.

Beenden Sie die Übung, indem Sie die Arme vor sich auf der Matte ablegen und die Brust und den Kopf ebenfalls auf die Matte bzw. auf die Arme absenken und sich dann entspannen.

▶ 9 Kommen Sie in den Vierfüßlerstand. Legen Sie die Unterarme auf den Boden, strecken Sie die Knie durch, heben Sie damit das Steißbein nach hinten-oben und verlagern Sie das Gewicht leicht in Richtung Schultern und Arme. »Wandern« Sie mit den Füßen zurück, halten Sie die Position kurz und »wandern« Sie wieder nach vorne. Das Gewicht wird wieder stärker auf die Arme verlagert, das Becken wird weiter nach oben geschoben. Dies ist eine effektive Übung, um die gesamte Körpervorderseite zu trainieren, also die Oberschenkel, den gesamten Bauch, die Brust- und Schultermuskulatur, die Arme und den gesamten Rumpf.

Beenden Sie die Übung, indem Sie das Gesäß wieder zurück auf die Fersen schieben, ohne die Hände vom Boden zu lösen, und dehnen Sie so den Rücken und die Arme .

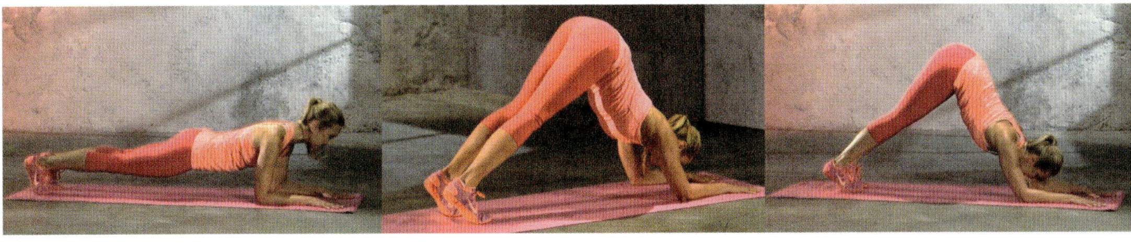

▶ 10 Kommen Sie in die Rückenlage, stellen die Füße hüftbreit auf und legen Sie die Hände an den Hinterkopf. Heben Sie beim Ausatmen die Schultern und den Kopf mithilfe der Bauchmuskeln (nicht durch Strecken der Halswirbelsäule!) vom Boden und ziehen Sie gleichzeitig beide Knie nach oben – die Füße sind geflext. Beim Einatmen gehen Sie zurück in die Ausgangsposition ohne den Boden mit den Füßen oder dem Kopf zu berühren. Wiederholen Sie die Übung einige Male im Rhythmus Ihres Atems. Diese Übung kommt vor allem der geraden Bauchmuskulatur zugute.

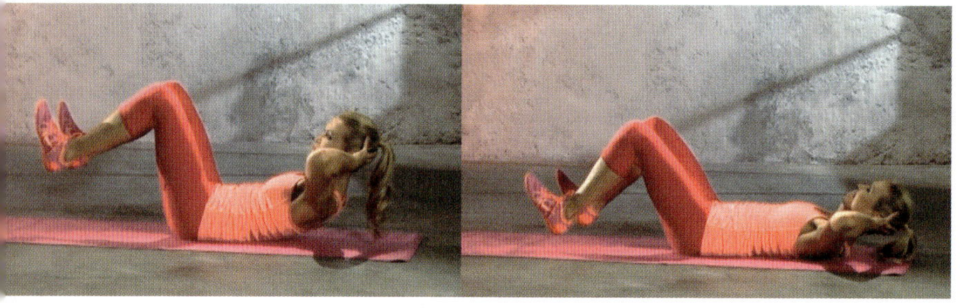

▶ 11 Variieren Sie die Übung: Stellen die Füße in der Rückenlage hüftbreit auf und legen Sie die Hände an den Hinterkopf. Heben Sie die Schultern und den Kopf mithilfe der Bauchmuskeln (nicht durch Strecken der Halswirbelsäule!) vom Boden und ziehen Sie abwechselnd das linke Knie – Fuß ist geflext – zur rechten Schulter bzw. das rechte Knie zur linken Schulter. Drehen Sie dabei den Oberkörper und die Schulter in Richtung des gegenüberliegenden Knies.

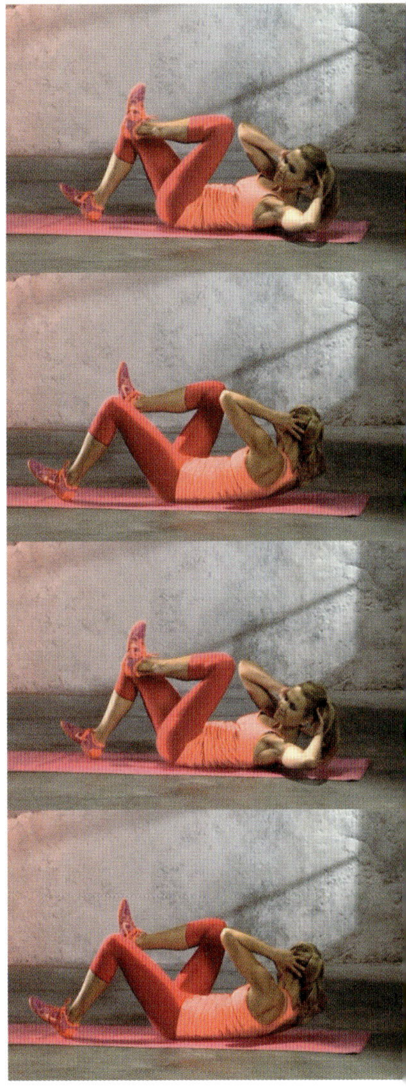

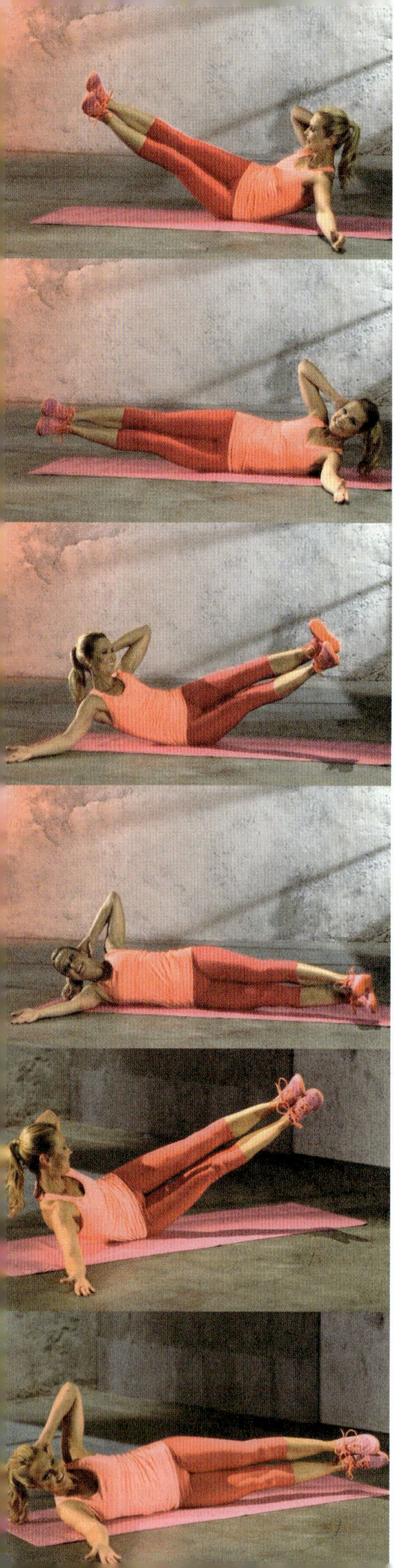

▶ 12 Legen Sie sich zum Schluss auf die linke Seite. Die Beine sind gestreckt und in der Hüfte leicht nach vorne gebeugt. Das Becken kippt etwas nach hinten. Der linke Arm liegt gestreckt vor dem Körper am Boden, die rechte Hand liegt am Hinterkopf. Heben Sie nun gleichzeitig beide Beine gestreckt und den Oberkörper schräg zueinander nach oben. Dabei atmen Sie aus und gehen beim Einatmen zurück in die Ausgangsposition, ohne jedoch mit den Füßen oder dem Kopf den Boden zu berühren. Wiederholen Sie das einige Male und wechseln Sie dann die Seite.

Mit dem folgenden Workout trainieren Sie vor allem Ihren Oberkörper:

▶ 2.2.3 15-Minuten-Workout Oberkörper-Fit

▶ 1 Ausgangsposition ist der aufrechte Stand. Die Knie sind locker, die Füße stehen hüftbreit und die Schultern liegen tief. Atmen Sie einige Male tief ein und aus.
Winkeln Sie die Arme an und heben Sie sie auf Schulterhöhe. Ziehen Sie die Ellenbogen nun im Atemrhythmus nach hinten, so dass Sie die Schulterblätter zusammenschieben. Damit trainieren Sie die Schultermuskulatur und die des oberen Rückens und des Nackens.

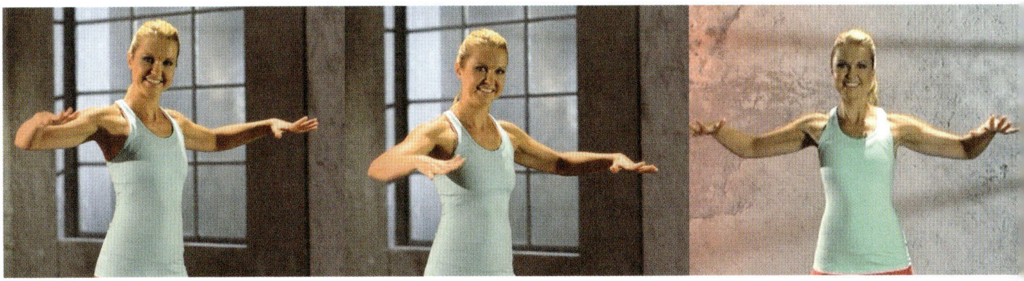

▶ 2 Gehen Sie über den Vierfüßlerstand in die Stützposition, die Beine halten Sie dabei etwas mehr als hüftbreit auseinander. Beine, Rücken und Kopf bilden eine Linie. Achten Sie darauf, die Bauchmuskeln anzuspannen und den Rücken gerade zu halten, also nicht ins Hohlkreuz zu fallen. Verlagern Sie das Gewicht abwechselnd auf den rechten bzw. linken Arm, lösen Sie die jeweils andere Hand vom Boden und legen Sie sie kurz an die gegenüberliegende Schulter. Arme, Schulter und Rumpf werden dabei intensiv trainiert.

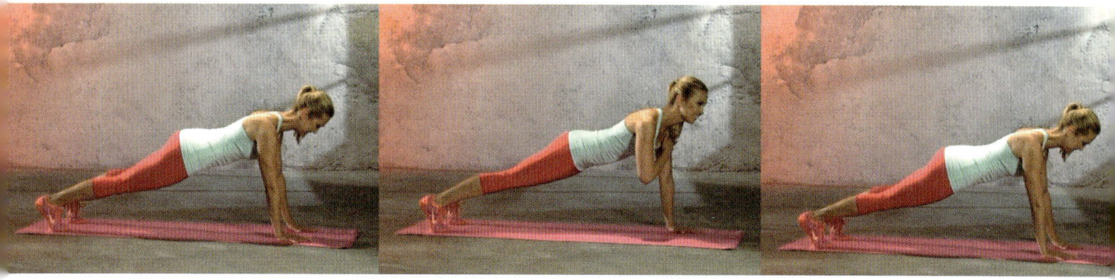

▶ 3 Diese Übung beginnt in der Bauchlage. Legen Sie die Hände an den Hinterkopf, heben Sie ausatmend den Oberkörper (Achtung: nicht die Halswirbelsäule strecken und nur den Kopf anheben, sondern mithilfe der Bauch- und Rückenmuskulatur den gesamten Oberkörper anheben!), neigen Sie den Oberkörper im Rhythmus Ihres Atems nach rechts, zur Mitte, dann nach links, wieder zur Mitte, nach rechts usw.

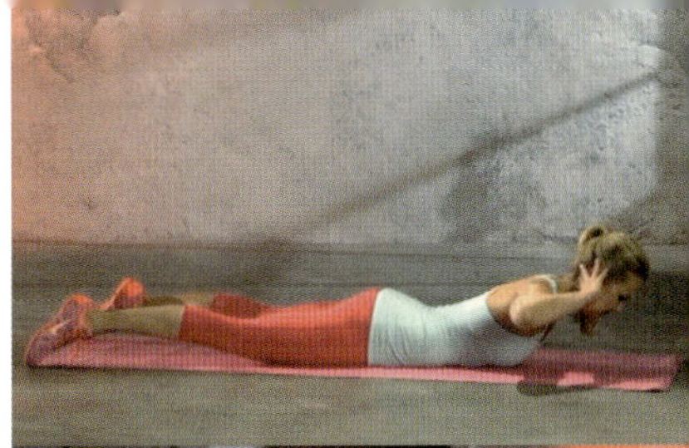

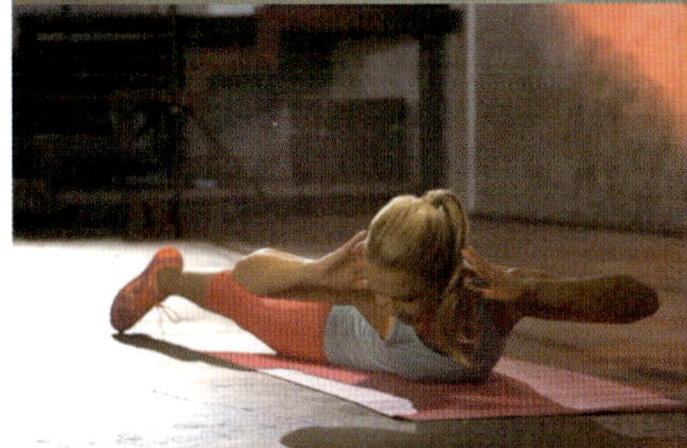

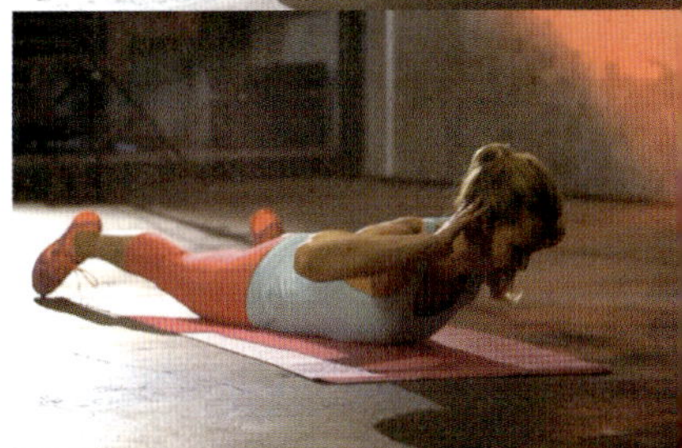

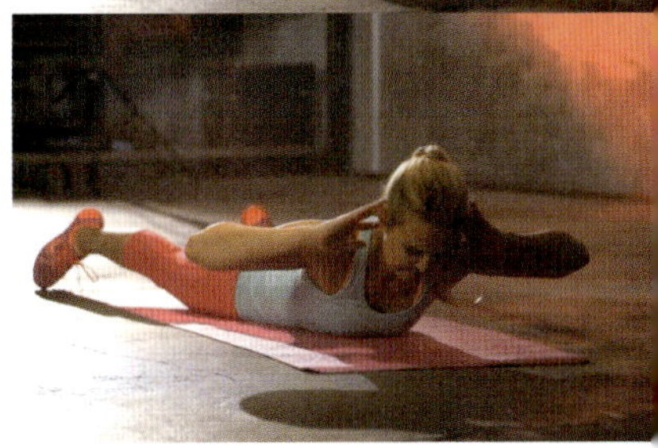

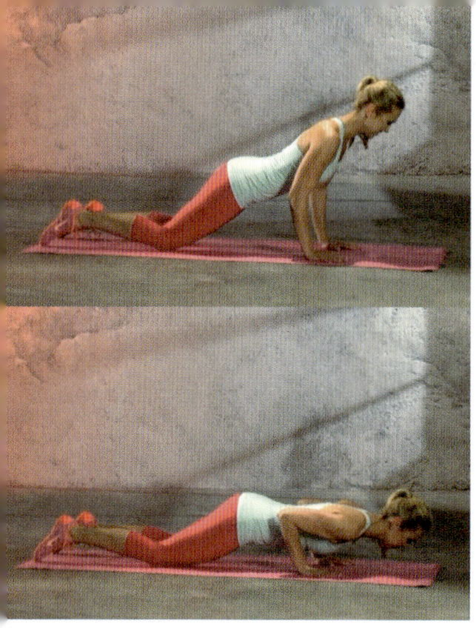

▶ 4 Weiter geht es mit Liegestützen: Gehen Sie zurück in den Vierfüßlerstand, legen Sie die Hände etwas weiter als schulterbreit auf den Boden, heben Sie die Knie und gehen Sie auf die Fußballen. Das Gewicht liegt hauptsächlich auf den Armen. Senken Sie nun den Oberkörper ab, indem Sie die Arme beugen. Achten Sie darauf, den Rücken gerade zu halten. Berühren Sie den Boden weder mit den Knien noch mit dem Oberkörper und stemmen Sie den Körper wieder hoch, indem Sie die Arme durchstrecken. Die Kraft kommt aus den Oberarmen. Einfacher, aber ebenso effektiv für die Brust-, Schulter- und Rumpfmuskulatur ist die »Frauenvariante«, bei der Sie sich mit den Knien am Boden abstützen können. Machen Sie einige Liegestütze hintereinander. Damit trainieren Sie die Brust-, Schulter- und Rumpfmuskulatur. Lassen Sie acht »normalen« Liegestützen jeweils acht kleine, tiefe Liegestütze folgen.

▶ 5 Diese Übung sieht harmlos aus, hat es aber „in sich“: Legen Sie sich auf den Rücken, den Kopf auf die Hände. Stellen Sie die Füße auf und heben Sie dann die Beine mit gebeugten Knien vom Boden und lassen Sie den Rücken langsam und kontrolliert auf- und abrollen. Die Beine bleiben in der Luft. Die Bewegung der Beine muss nicht groß sein, es kommt darauf an, sie langsam und mithilfe der Bauchmuskulatur auszuführen, denn die geraden Bauchmuskeln sollen damit trainiert werden.

▶ 6 Bleiben Sie in der Rückenlage. Legen Sie den Hinterkopf wieder auf die Hände und heben Sie – mittels Anspannen der Bauchmuskeln! – den Oberkörper an. Heben Sie gleichzeitig die Beine senkrecht hoch und schwingen Sie diese abwechselnd nach oben und unten, ohne jedoch den Boden zu berühren. Der Oberkörper bleibt ebenfalls angehoben. Zum Beenden der Übung ziehen Sie die Knie in Richtung Brust, legen den Kopf wieder ab und entspannen die Bein- und die Bauchmuskulatur.

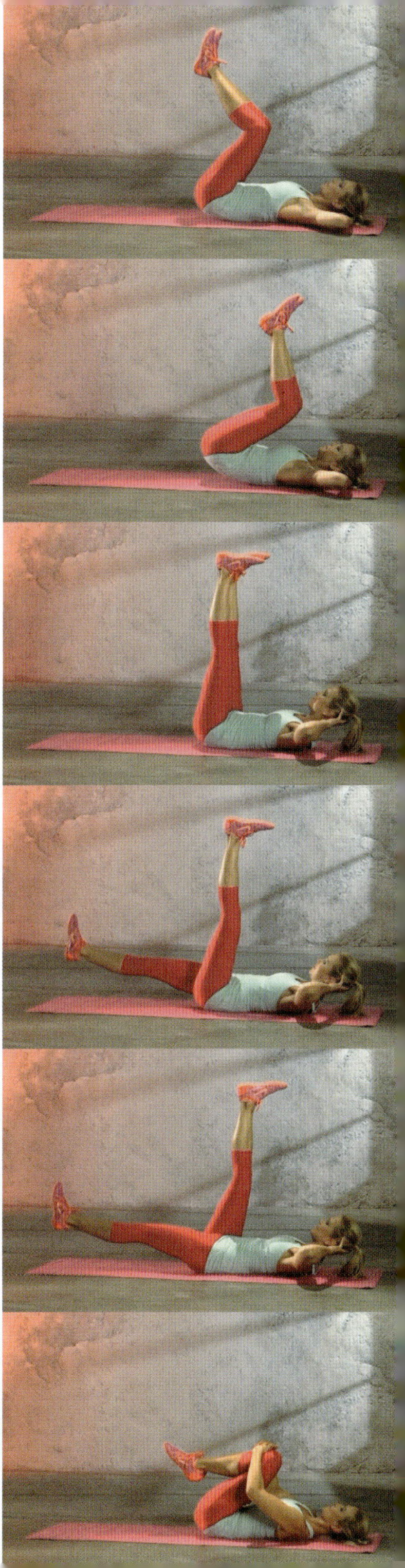

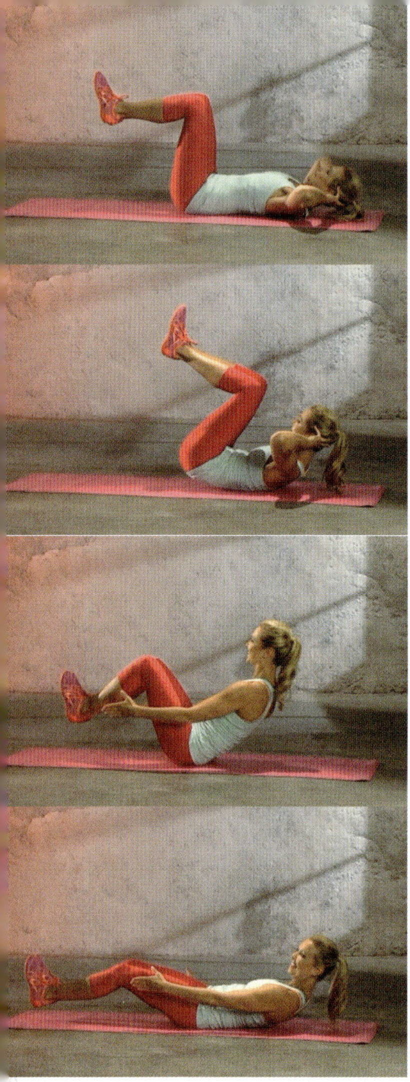

▶ 7 Letzte Übung in Rückenlage: Hände an den Hinterkopf, Oberkörper anheben (immer durch Anspannen der Bauchmuskeln, nie durch Überstrecken der Halswirbelsäule!), gleichzeitig die Knie Richtung Brust ziehen und im Atemrhythmus Oberkörper und Beine absenken und anheben, ohne jedoch mit dem Kopf oder den Füßen den Boden zu berühren.

▶ 8 Setzen Sie sich auf Ihre Matte. Beugen Sie die Knie, heben Sie die Füße vom Boden und strecken Sie die Arme Richtung Füße. Nun strecken und beugen Sie im Rhythmus Ihres Atems die Beine ohne den Boden zu berühren. Gleichzeitig heben und senken Sie den Oberkörper, berühren aber auch mit diesem den Boden nicht. Die Kraft kommt aus der Anspannung der Bauchmuskulatur, die auf diese Weise hervorragend gekräftigt wird. Zur Entspannung legen Sie am Ende der Übung den Oberkörper ab und ziehen die Knie Richtung Brust.

▶ 9 Nach so vielen Übungen für die geraden Bauchmuskeln folgt jetzt eine für die schrägen Bauchmuskeln: Legen Sie sich auf die linke Seite. Die Beine sind gestreckt und in der Hüfte leicht nach vorne gebeugt. Das Becken kippt leicht nach hinten. Der linke Arm liegt gestreckt vor dem Körper am Boden, die rechte Hand am Hinterkopf. Heben Sie nun gleichzeitig beide Beine gestreckt und den Oberkörper schräg zueinander nach oben. Dabei atmen Sie aus und gehen beim Einatmen zurück in die Ausgangsposition, ohne jedoch mit den Füßen oder dem Kopf den Boden zu berühren. Wiederholen Sie das einige Male und wechseln Sie dann die Seite.

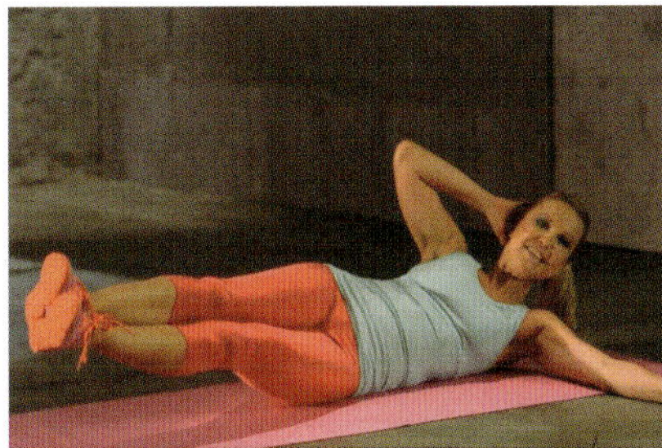

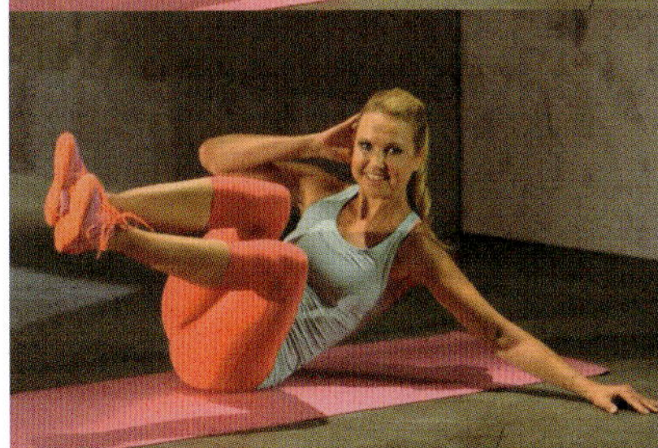

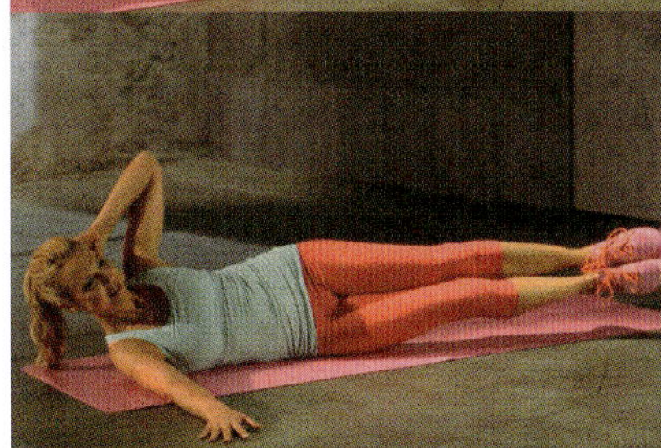

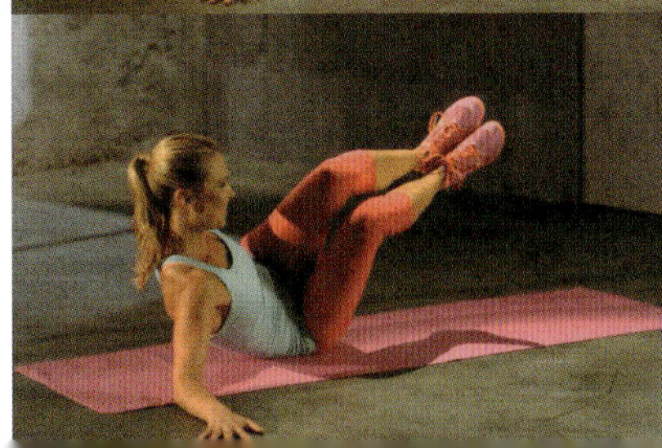

▶ 10 Zum Schluss noch ein wenig »Schulterdrücken«: Ausgangsposition ist der Vierfüßlerstand. Die Hände sind etwas weiter als schulterbreit auseinander. Strecken Sie die Beine und schieben Sie das Becken Richtung Decke. »Wandern« Sie mit den Füßen ein wenig in Richtung Hände. Das Gewicht wird auf die Arme verlagert. Nun den Oberkörper durch Beugen der Ellbogen absenken und durch Strecken des Ellbogengelenks wieder hochstemmen (Push-up).

Zur Entspannung schieben Sie das Gesäß zurück auf die Fersen, ohne die Hände vom Boden zu lösen.

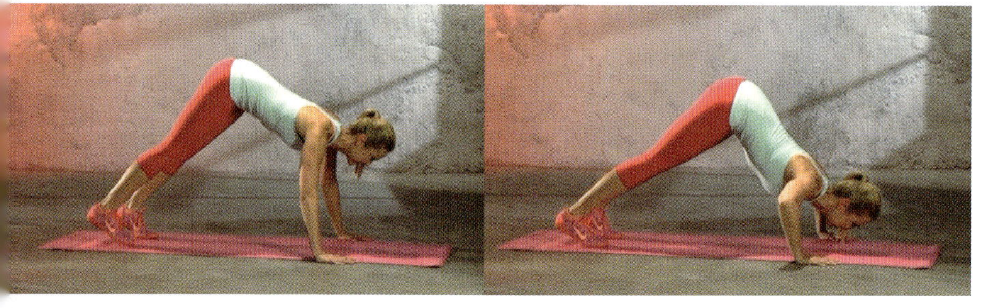

Mit dem vierten Workout trainieren und formen Sie vor allem Ihre Beine und den Po:

▶ 2.2.4 15-Minuten-Workout Beine-Po-Fit

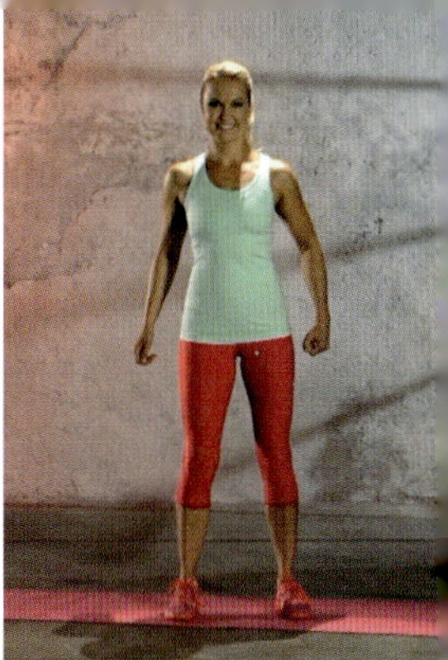

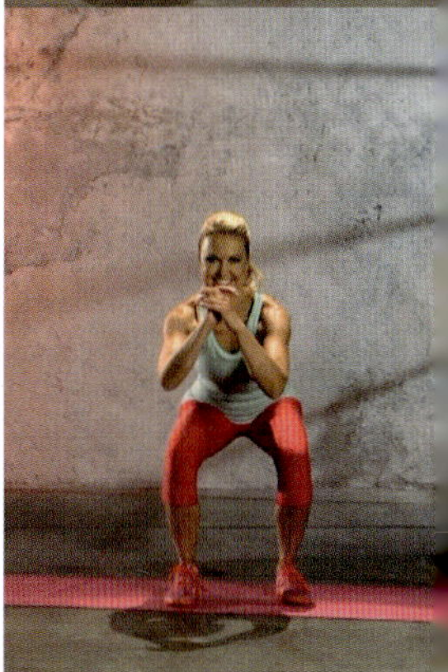

▶ 1 Ausgangsposition: Stellen Sie die Füße hüftbreit auseinander. Die Knie sind locker, der Rücken ist aufrecht und die Schultern sind tief. Atmen Sie einige Male tief ein und aus.
Beugen Sie die Knie (»enge Squats«), drücken Sie die Hände vor der Brust zusammen, die Ellbogen sind dabei auf Höhe der Hände. Schieben Sie die Schultern bewusst zurück und entspannen Sie sie. Mit dieser Übung trainieren Sie die Oberschenkel und zusätzlich die Gesäßmuskulatur, die Brust und die vordere Schultermuskulatur.

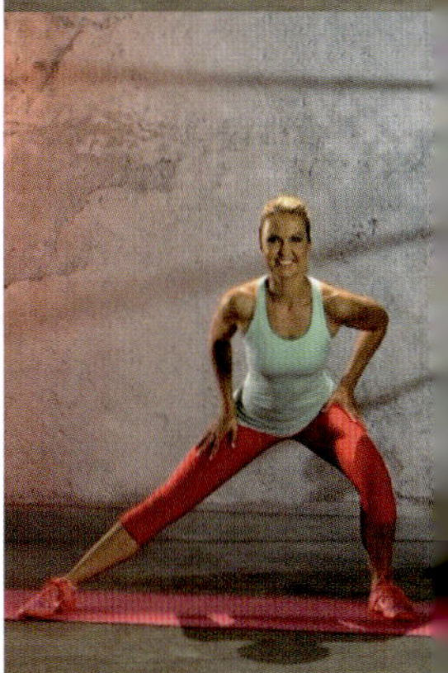

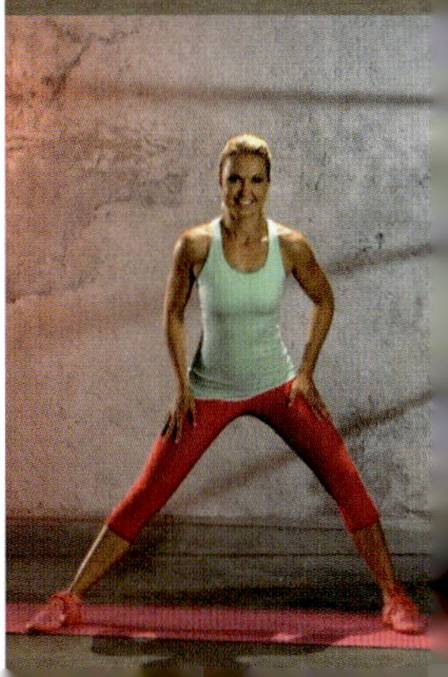

▶ 2 Gehen Sie mit den Beinen in den seitlichen Ausfallschritt. Legen Sie die Hände in die Hüfte, verlagern Sie das Gewicht auf das rechte Bein und beugen und strecken Sie das rechte Knie im Rhythmus Ihres Atems (»side-to-side«). Je tiefer Sie das Knie beugen, desto größer der Trainingseffekt. Wechseln Sie anschließend die Seite und wiederholen Sie die Übung mit dem linken Bein.

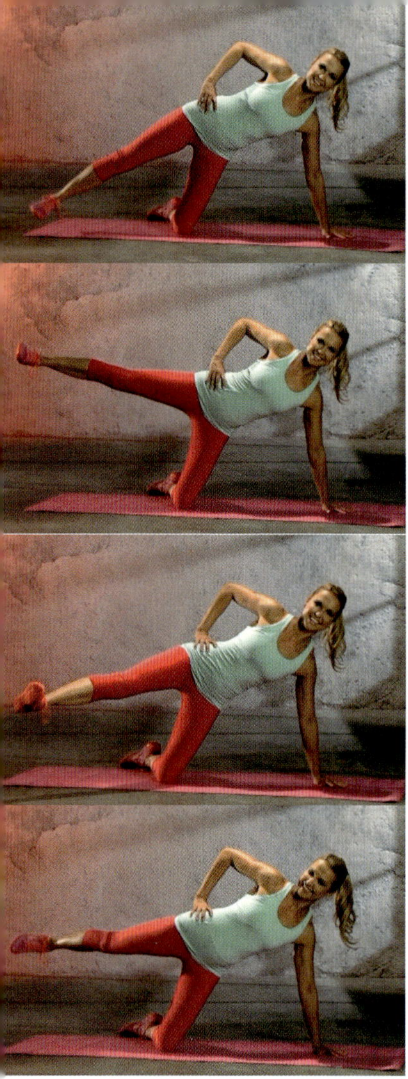

▶ 3 Gehen Sie in den Seitstütz: Stützen Sie sich mit dem rechten Knie und der rechten Hand auf dem Boden ab. Die linke Hand liegt an der Hüfte. Heben Sie nun das linke Bein lang gestreckt auf Beckenhöhe an und führen Sie zunächst das gestreckte Bein abwechselnd nach oben und unten und dann von vorne nach hinten. Halten Sie den Oberkörper und die Hüfte dabei möglichst ruhig. Machen Sie diese Übung etwa eine Minute lang und wechseln Sie anschließend die Seite. Sie trainieren damit die Beinaußenseite, das Gesäß außen, die Rumpfseite, den gesamten Rumpf und den stützenden Arm.

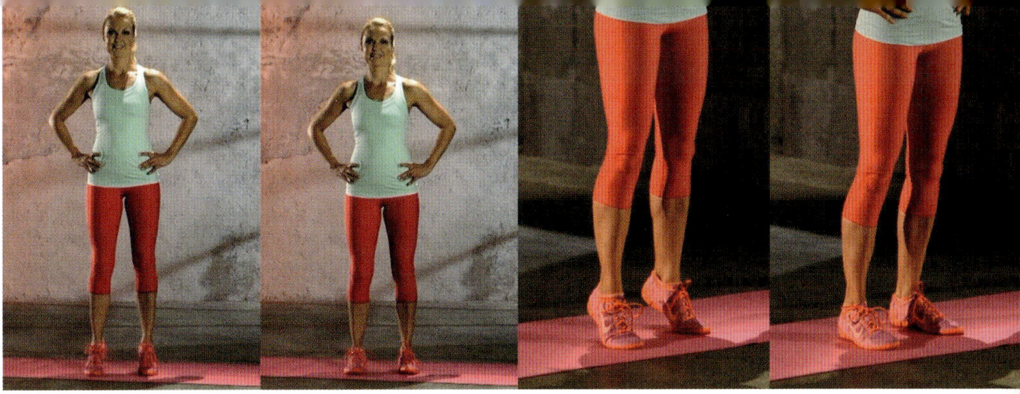

▶ 4 Stellen Sie sich aufrecht hin. Der Rücken ist aufgerichtet, die Hände liegen an den Hüften, die Füße stehen eng nebeneinander. Gehen Sie nun auf die Zehenspitzen und wieder zurück und wiederholen Sie das im Rhythmus Ihres Atems einige Male. Besonders die Wadenmuskulatur wird so gekräftigt.

▶ 5 Setzen Sie sich auf Ihre Matte und legen Sie den Oberkörper leicht zurück. Achten Sie dabei auf die Bauchspannung, der Rücken sollte gerade sein. Strecken Sie die Arme seitlich nach vorne, winkeln Sie die Knie an und stellen Sie die Fußspitzen hoch. Strecken Sie dann die Beine abwechselnd aus; Sie heben sie dabei vom Boden hoch und stellen sie dann wieder zurück. Trainiert werden die Muskeln des Bauches und der Oberschenkel.

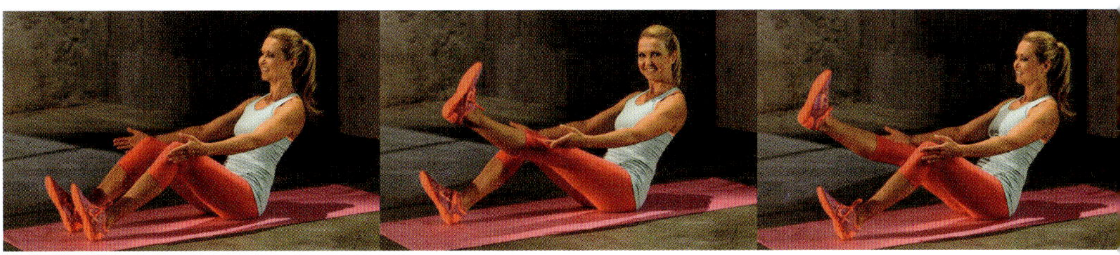

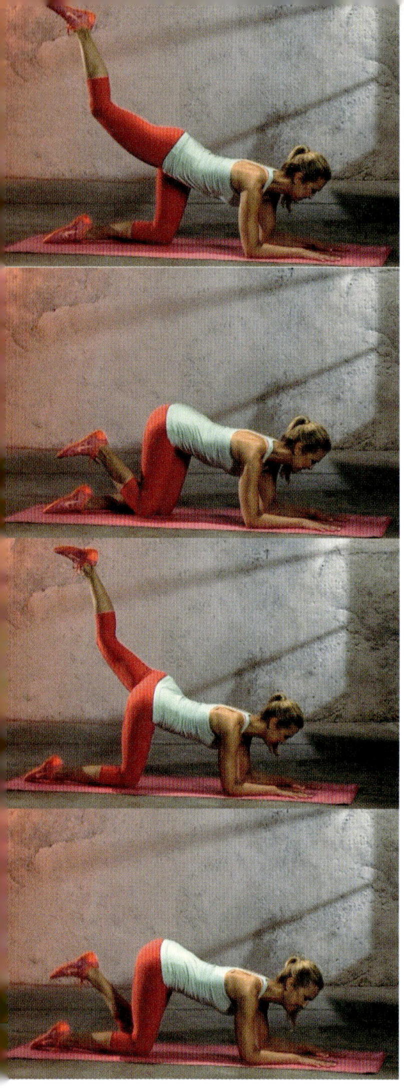

▶ 6 Für diese Übung gehen Sie in den Vierfüßlerstand. Die Unterarme liegen am Boden. Heben und senken Sie nun zuerst das rechte und dann das linke Bein mit gebeugtem Knie nach oben. Diese Übung formt einen schönen Po und schlanke, straffe Oberschenkel. Zur Entspannung schieben Sie das Gesäß nach hinten auf die Fersen, ohne die Hände vom Boden zu lösen, und dehnen und strecken den Rücken und die Arme.

▶ 7 Legen Sie sich auf die linke Seite. Die Beine sind mit gestreckten Knien in der Hüfte leicht nach vorne abgewinkelt. Das Becken kippt etwas nach hinten. Der linke Arm liegt gestreckt vor dem Körper am Boden, die rechte Hand ist am Hinterkopf. Ziehen Sie nun gleichzeitig beide Knie Richtung Brust und heben Sie den Oberkörper schräg nach oben zu den Knien. Dabei atmen Sie aus und gehen beim Einatmen zurück in die Ausgangsposition, ohne jedoch mit den Füßen oder dem Oberkörper den Boden zu berühren. Wiederholen Sie das einige Male und wechseln Sie dann die Seite. Das ist eine hervorragende Übung für die schrägen Bauchmuskeln und natürlich für die Beinmuskulatur.

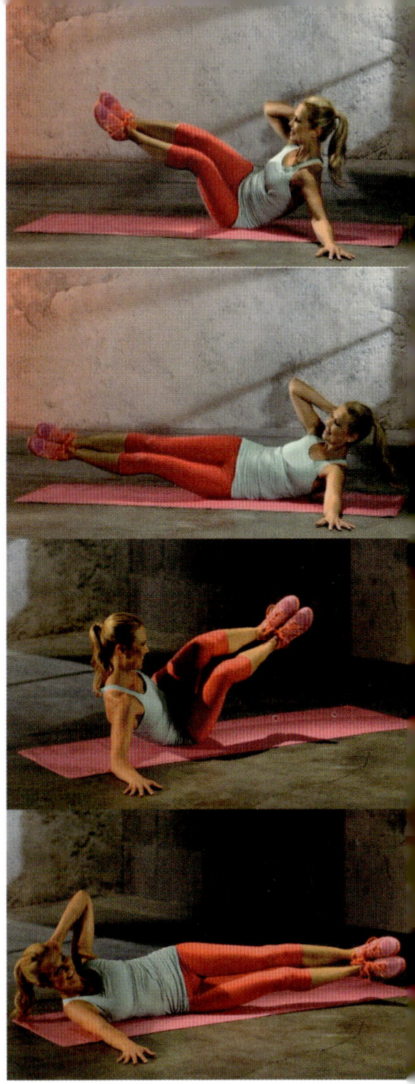

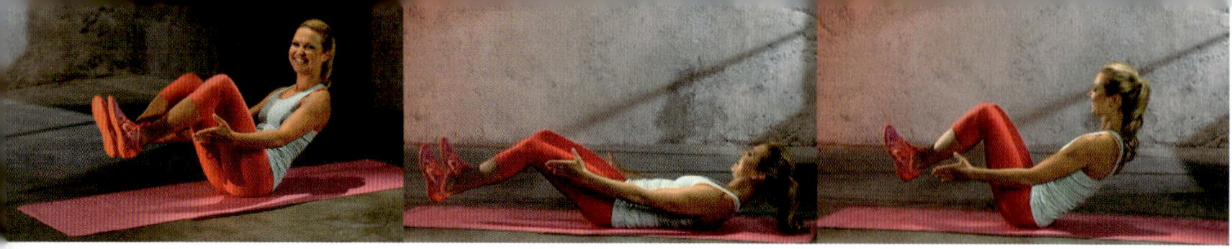

▶ 8 Zum Schluss variieren wir die vorherige Übung: Legen Sie sich auf den Rücken, heben Sie den Oberkörper an und stellen Sie die Füße auf. Heben Sie dann die Füße vom Boden an und halten Sie sie 3-4 cm über dem Boden. Nun bewegen Sie den Oberkörper mit Hilfe der Bauchmuskulatur auf und ab. Die Füße sollen dabei den Boden nicht berühren. Versuchen Sie zwei Minuten durchzuhalten. Sie trainieren damit intensiv die geraden Bauchmuskeln und die Beine.
Zur Entspannung legen Sie sich auf den Rücken und ziehen die Knie an die Brust.

Beenden Sie Ihr Training mit einem Cool-down. Das entspannt die Muskeln und Bänder nach den anstrengenden Übungen und unterstützt Sie dabei, den Kreislauf, der während des Trainings auf Hochtouren gearbeitet hat, wieder zu beruhigen.

▶ 2.2.5 Cool-down

▶ 1 Legen Sie sich auf den Rücken. Stellen Sie die Füße auf und strecken Sie die Arme locker seitlich neben dem Körper aus. Atmen Sie einige Atemzüge ruhig und tief durch.

▶ 2 Ziehen Sie die Knie Richtung Brust, umfassen Sie die Knie mit den Armen und »malen« Sie mit dem Becken kleine Kreise.

▶ 3 Legen Sie den linken Unterschenkel über das rechte Knie, ziehen Sie mit den Händen das rechte Knie Richtung Brust und halten Sie die Position. Wechseln Sie dann die Beine: der rechte Unterschenkel liegt über dem linken Knie und Sie ziehen das linke Knie Richtung Brust.

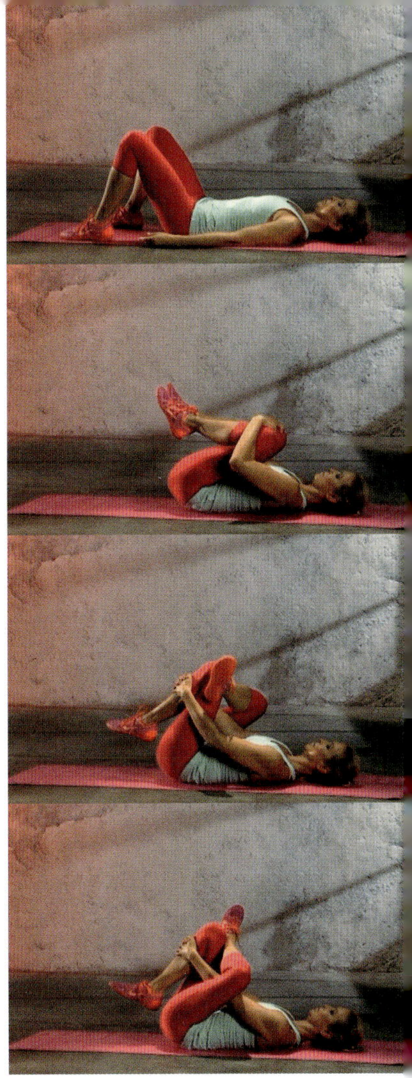

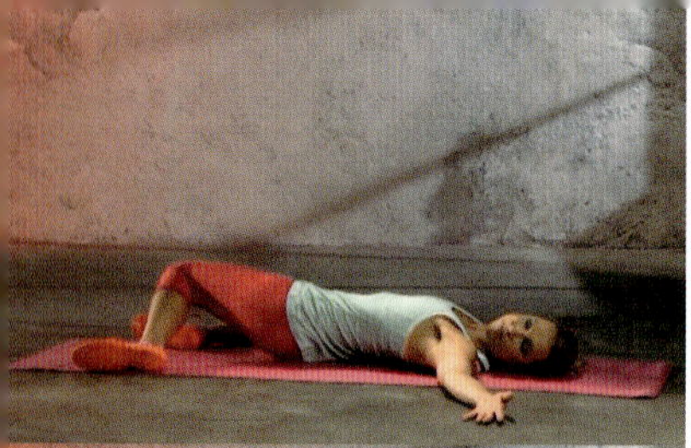

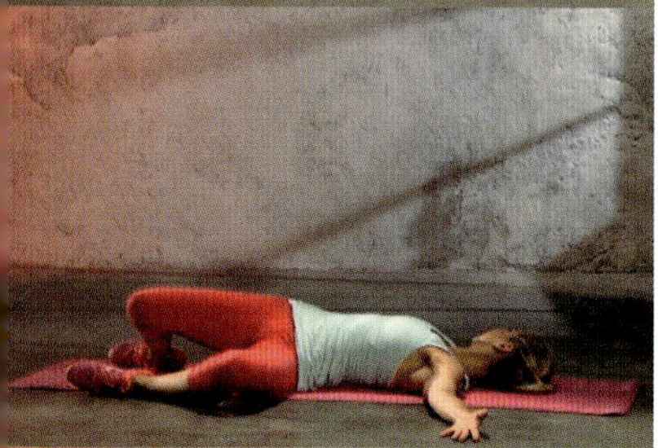

▶ 4 Stellen Sie beide Füße wieder auf die Matte. Strecken Sie die Arme seitlich aus. Lassen Sie nun die Knie abwechselnd nach rechts und links sinken. Dann bleiben Sie mit den Knien auf der rechten Seite, drehen den Kopf nach links, so dass die Wirbelsäule gedreht wird, und halten die Position. Wechseln Sie dann die Seite: Die Knie sinken auf die linke Seite und der Kopf ist auf der rechten.

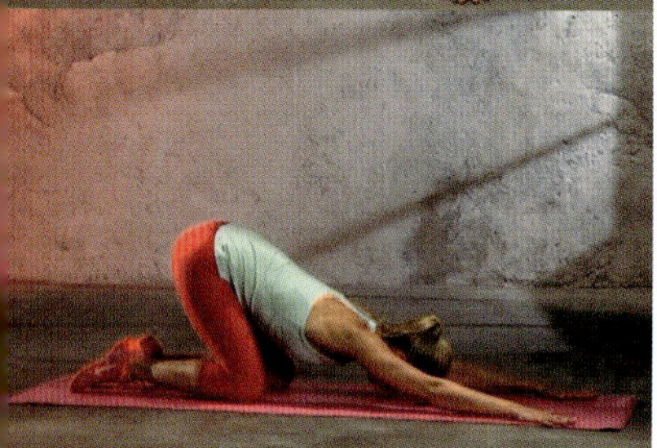

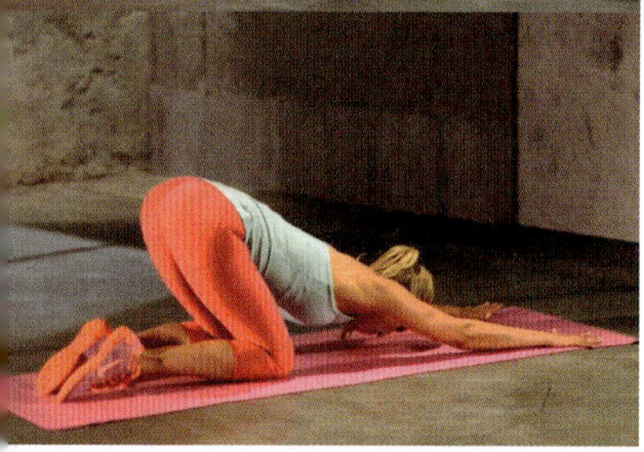

▶ 5 Kommen Sie in den Vierfüßlerstand. Schieben Sie das Becken zunächst Richtung Fersen, ohne die Hände vom Boden zu lösen, und heben Sie dann das Becken nach oben. Strecken Sie den Rücken und die Arme lang und genießen Sie die Dehnung.

▶ 6 Setzen Sie sich vom Vierfüßlerstand in die Hocke, drücken Sie die Knie durch und lassen Sie zunächst den Rücken tief nach vorne gebeugt. Lockern Sie Schultern und Rücken in dieser Position, bevor Sie den Rücken langsam und Wirbel für Wirbel aufrollen, bis Sie aufrecht stehen. Heben Sie dann die Arme hoch über den Kopf und strecken Sie sich lang nach oben.

▶ 7 Beugen Sie den rechten Ellbogen und legen Sie die rechte Hand zwischen die Schulterblätter, umfassen Sie mit der linken Hand den rechten Ellbogen und unterstützen Sie so die Dehnung. Wiederholen Sie die Dehnung anschließend mit dem linken Arm.

▶ 8 Beenden Sie das Cool-down mit einer letzten genüsslichen Streckung der Arme nach oben, nehmen Sie die Arme über die Seite herunter und lockern Sie die Schultern.

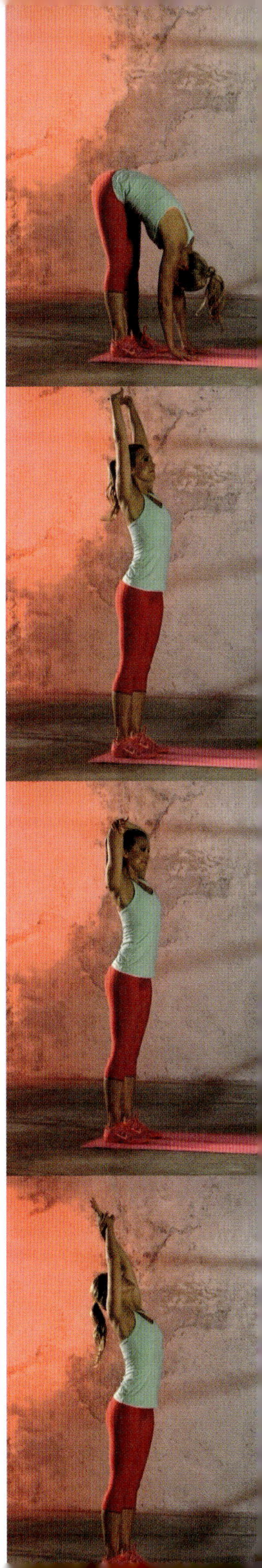

Sie haben es geschafft! Das Training war anspruchsvoll und hat Ihnen einiges abverlangt. Aber es lohnt sich. Wenn Sie dieses Training regelmäßig wiederholen, werden Sie rasch merken, wie sich Ihre Kondition verbessert, wie Sie dank der gekräftigten Muskeln aufrechter gehen und stehen, wie Sie an Beweglichkeit gewinnen. Zudem wird bestimmt das eine oder andere Kilo purzeln.

Trainingsplan 15-Minuten-Fitness ohne Geräte

	1. Woche		2. Woche		3. Woche		4. Woche	
	Trainingseinheit	✔	Trainingseinheit	✔	Trainingseinheit	✔	Trainingseinheit	✔
Montag	Workout A				Workout A			
Dienstag			Workout A				Workout B	
Mittwoch	Workout Oberkörper				Workout Oberkörper			
Donnerstag			Workout Oberkörper				Workout Oberkörper	
Freitag	Workout A				Workout B			
Samstag			Workout A				Workout Bauch-Beine-Po	
Sonntag	Workout Bauch-Beine-Po				Workout Bauch-Beine-Po		Workout B	

	5. Woche		6. Woche		7. Woche		8. Woche	
	Trainingseinheit	✔	Trainingseinheit	✔	Trainingseinheit	✔	Trainingseinheit	✔
Montag	Workout B		Workout A		Workout B		Workout Oberkörper	
Dienstag	Workout A		Workout B		Workout Oberkörper		Workout Bauch-Beine-Po	
Mittwoch	Workout Oberkörper		Workout A		Workout Bauch-Beine-Po		Workout B	
Donnerstag	Workout A		Workout Oberkörper		Workout A		Workout Oberkörper	
Freitag	Workout B		Workout A		Workout B		Workout Bauch-Beine-Po	
Samstag	Workout A		Workout B		Workout A		Workout B	
Sonntag	Workout Bauch-Beine-Po		Workout A		Workout B		Workout A	

Der Plan ist als Anregung gedacht. Gestalten Sie ihn so, wie er am besten in Ihren Tagesablauf passt.